深入浅出诠释经典

雅俗共赏惠及养生

贺吴倩医家专著出版发行

王辉武 十六八年 有日

●首届全国名中医、重庆医科大学王辉武教授为本书题词●

养生就是养脏腑

黄帝内经的健康智慧

张传志 审定

吴倩 编著

重庆出版集团 重庆出版社

图书在版编目（CIP）数据

养生就是养脏腑：《黄帝内经》的健康智慧 / 吴倩编著.—
重庆：重庆出版社，2019.2
ISBN 978-7-229-13827-1

Ⅰ.①养…　Ⅱ.①吴…　Ⅲ.①《内经》—养生（中医）
Ⅳ.①R221

中国版本图书馆CIP数据核字(2018)第297599号

养生就是养脏腑——《黄帝内经》的健康智慧
YANGSHENG JIU SHI YANG ZANGFU—HUANGDINEIJING DE JIANKANG ZHIHUI
张传志　审定　　吴　倩　编著

摄　　影：小树Jessie
责任编辑：陈　冲
责任校对：刘小燕
装帧设计：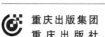

重庆出版集团
重庆出版社 出版

重庆市南岸区南滨路162号1幢　邮政编码：400061　http://www.cqph.com
重庆三达广告印务装璜有限公司印刷
重庆出版集团图书发行有限公司发行
全国新华书店经销

开本：710mm×1000mm　1/16　印张：18　插页：1　字数：300千
2019年2月第1版　2019年2月第1次印刷
ISBN 978-7-229-13827-1
定价：48.00元

如有印装质量问题，请向本集团图书发行有限公司调换：023-61520678

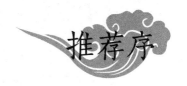

推荐序

中医学植根于中华民族优秀传统文明的沃土中，经过数千年的临床实践，中医药已被证实无论是在防病、治病，还是在养生、保健方面，其疗效都是确切有效的，所以在源远流长的中华文明发展的历史长河中，中医学为中华民族的繁衍生息作出了不可磨灭的贡献。

《黄帝内经》是中医学最具代表性的经典著作，也是中医学者必须研读的著作。但是因为《黄帝内经》成书于2000余年前的秦汉时期，其语言为比较难懂的古汉语，要学习它就必须要有一定的古汉语基础，这就对初学者和爱好者的阅读体验造成了一定的困扰，为此需要有中医学专家翻译成现代白话文并编写成容易理解、容易掌握的科普读物。

《养生就是养脏腑》一书攫取了《黄帝内经》中关于防病、治病、养生、保健的理论知识，尤其是人体五脏六腑的生理、病理特性及脏腑相生相克的规律，用浅显通俗的语言，列举了发生在人们自身或日常临床多见的事件、案例，图文并茂地向广大读者讲述、展示如何进行养生、保健，使大众既容易了解、掌握人体如何适应自然，遵循五脏六腑的正常变化规律，又能根据自身的实际情况进行无病早防、有病早治，理性地进行健康促进，把健康的金钥匙牢牢掌握在自己手中。

该书首先推荐给关注中医、热爱中医，特别是对中医养生、保健知识有迫切需求的朋友们，同时也推荐给广大读者来学习中医养生保健常识，提高自身的体质。

吴倩主治医师是毕业于中国中医药高等学府——北京中医药大学

的硕士研究生，在校期间刻苦攻读，勤奋好学。她走上临床工作岗位后，用中医理论指导临床实践，热情耐心地接诊每一位患者，不仅医术好，医德更高尚，还善于总结临床经验，撰写科普图书，真是难能可贵，后生可畏。

在《养生就是养脏腑》脱稿之际，愿为之作序。

北京中医药大学教授、主任医师　景录先

2017.10

专家介绍

景录先，主任医师，北京中医药大学教授；兼任中华中医药学会内科分会常务委员、副秘书长，世界中医药联合会内科糖尿病专业委员会常务理事、副秘书长。擅长诊治糖尿病及其并发症、甲状腺疾病、痛风、关节炎、高脂血症、泌尿系感染、脏躁等。

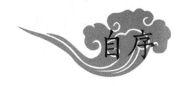

如果谁以为，读完《黄帝内经》就懂得如何养生，那他就错了。

其实，《黄帝内经》中并没有讲如何养生，而只是描述了人怎样顺应自然、顺应自我去生活。

在这个信息过量的时代，我们见到太多被"知识"刺激而形成"养生焦虑"的人。这类人群以45～65岁、有一定知识储备和胆汁质气质的城市居民为代表，他们定时收看各大电视台的养生专栏，在图书展销会上锁定所有封面带"养生""保健""长寿""不生病"字眼的图书，并成为蜂蜜、阿胶、虫草、三七粉、西洋参的主要购买力，也成为了在子女面前唠叨后遭到回避的对象。

我们真得非要忙活点什么才能保养身体吗？

我的恩师张传志先生，可能是面相最年轻的重庆市名老中医了。恩师年近七旬，体态匀称、面容润泽，有的患者以为他才五十上下。

老师说，他没有什么养生秘诀，也不吃任何保健品，就是好好吃饭，好好睡觉，饮食均衡，心态平和，不争不抢，不急不躁，然后每周去游泳锻炼。

老师接诊患者时，也不随便建议他们"忌口"或"保暖"等，而在患者问服中药的忌口问题时，他常哈哈一笑地说："爱吃什么就吃什么，不要过量就行。"

中医有言："胃以喜为补。"意思就是，如果你特别想吃什么，那就说明身体需要什么，只要不过量就行。

其实，我们不用去纠结吃什么、怎么吃，能不能喝凉水，该不该穿袜子，不用为养生保健消耗太多心力。我们更应该静下来，体会自己的身体要表达什么、需要什么，然后让自己忙碌、争斗了十几年甚至几十年的身体与心灵达成和解。

每个人都是独立的个体，有不同的体质和不同的心性。我们无法复制别人的生活方式，也无需因为没有按照某养生专栏里传达的那样去做而焦虑。我们需要做的是了解自己的身体，了解自己真正的需求，让我们的身体与心灵越来越顺应和谐，让人与自然越来越顺应和谐。

这才是《黄帝内经》里述说的内容，也是本书想要传递的生活方式。

在本书出版之际，感谢恩师张传志先生的指导，感谢重庆市中医院的帮助，感谢重庆出版社的鼎力支持。因为个人水平有限，拙作难免多有疏漏，请大家指正。

路漫漫其修远兮，吾将上下而求索。

吴 倩

2017年11月

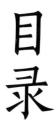

目录

● 第五章　肾的养生

第一章 肝的养生

清代名医叶天士言：女子以肝为先天。肝负责储藏血液，参与气血调配，对女性生长发育、生殖健康，起到了重要的作用。肝血充沛的女士常常面色红润，情绪稳定，月经调畅。

肝对男士而言同样重要。肝血充沛、肝气舒畅的男士，由于情绪稳定，耳聪目明，因此在事业道路上更容易迈向成功。

一、肝者，将军之官，谋虑出焉
——良好的情绪是最好的疏肝药

肝是跟人的情绪、思虑密切相关的一脏。《黄帝内经·灵兰秘典论篇》中说道："肝者，将军之官，谋虑出焉。"意思就是，把肝比作一个威武、刚正不阿的大将军，他要为应对敌情做出许多谋虑——为了应对生活中的诸多事情，特别是许多不愉快的事情，人也要做出很多谋虑，而这就和肝有极大关联。

当那些不愉快的事情难以应对时，人就难免着急、生气。我们常把爱生气的人形容为"肝火旺"。现代生活节奏快，人们压力大，因此"肝火旺"的人不在少数。学生为考试而着急、生气，上班族为工作完不成而着急、生气，夫妻之间更会为了柴米油盐的事情而着急、生气。

中医认为肝主疏泄。人体一身的气的条畅、疏导，都要依赖肝来完成，如果肝的功能失调了，气就得不到很好的疏导。反过来，如果长期生气，人体的气就不能正常升、降、出、入，肝的疏导功能就受到压抑，人就要出问题。这就好比军营里每天都有士兵出来捣乱，那么将军还能正常工作吗？

我认识的一个工程师，50多岁，身体特别好，但他工作特别忙，还爱发脾气。特别是有时候需要在短时间内完成工作时，他就更容易着急，按他的描述：着急起来感觉有股火在往上蹿，蹿得头也疼，眼睛也红。他对中医很感兴趣，觉得自己也懂一点中医，认为这是肝火旺的表现，就每天自行服用龙胆泻肝丸泻肝火。结果服用了3天后，眼睛虽不红了，但他却开始腹泻，一天五六次。他实在不知道怎么办才好，就找到了我。

我说："您这病根本不适合服用龙胆泻肝丸。"

他很不解地问："为什么？我不是肝火旺吗？我自己都能感觉到火气很大，不是应该用龙胆泻肝丸来泻火吗？"

我告诉他："龙胆泻肝丸不能随便服用，更不能当做保健药长期服用。"

龙胆泻肝丸是清利肝胆湿热药效比较强的药，只有确诊肝和胆都有湿热，才能服用该药，而且当湿热减轻后就应该改服其他作用更缓和的药。这个药中的龙胆草、黄芩等药物苦寒清热，必然伤脾胃，长期服用会使脾胃功能受损，人就会有拉肚子、食欲下降、饭后腹胀等症状出现。总觉得自己爱生气，生气后眼睛红，这的确是肝火旺的表现，但未必是湿热的表现。

上火跟体内有湿热的表现是不一样的。辨别的方式很简单：观察自己的舌头，如果舌苔又厚又腻又黄，那就是湿热的表现；如果仅仅是舌头比较红，没有上述舌苔表现，那就是单纯的上火，而没有湿的表现。

这位工程师对着镜子观察舌头后，不好意思地说："看来我不是湿热。那我总爱生气，又不适合吃龙胆泻肝丸，怎么办呢？"

我说："像您这样心情不舒畅，总爱着急上火，是肝郁、气滞不舒的表现；此外，因为您服用了不对症的苦寒的龙胆泻肝丸，造成脾胃也有受损，这种情况适合服用逍遥丸。逍遥丸是健脾疏肝的药，它通过疏导的方法，能把肝的气理顺。这个药更适合您的症状。其实，保持良好的情绪就是最好的疏肝药，只要情绪调整好了，比吃什么药都强。"

他点点头，说："是，是。以后我一定注意调整自己的情绪。"

《黄帝内经》中说道："怒伤肝。"如果人体总是处于一种怒气冲冲的状态，或者有怒气而使劲压抑，对肝都是有损伤的。前者会造成肝火旺盛，后者会造成肝郁气滞。所谓的"肝火"，并不是眼睛能够看得到的熊熊烈火，而是中医的一种语言智慧，它描述了分布在肝的脏器和经络系统的异常旺盛的能量。这种能量不是维持我们人体活动的生理性能量，而是致病性能量，是"邪火"。这种火，不适合用寒凉的药物去"浇灭"它，而是应该用疏导的方法去"和解"它。

与其长期吃清火的药，不如静下心来调理情绪。

在这里教大家一个简单的呼吸吐纳调理情绪的方法：

早晨醒来的时候，先不要着急起床，闭着双眼，把当天要处理的事情大致想一下，然后把手放在上腹部两肋的位置，深吸气，感觉吸进了大自然的清气，以交换身体的浊气，然后长长地吐气，感觉把从前郁结在肝上的浊气都吐出去，同时心中默想："这些事情都没什么大不了，我都能够妥善处理，所有不愉快的事情都能慢慢得到解决。我一定能把事情处理好。"如此重复深吸气、深呼气24～36次，心情就能平复下来，为一整天的好情绪打下基础。

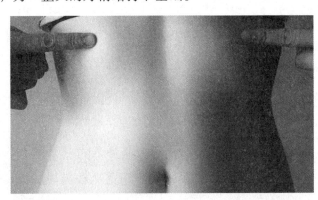

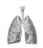

呼吸吐纳是调理气机的好方法，胜过许多药物。如果每天早晨都能这样调整呼吸，同时默想那样的话语，放松心情，长时间下来，整个人的精神状态都能得到大大的改善。

我们还可以根据自身情况，找到其他适合自己放松心情的方式，而不需要经常靠服药来清肝火。

TIPS：

●肝胆湿热之人可表现为心烦、易怒、口苦、皮肤瘙痒、舌苔腻等；肝火上扰之人可表现为头痛、目赤（眼红）、心烦、口干、便秘、舌红，一般无腻苔。

●长期服用清火药容易引起人体脾胃虚寒，导致腹泻。由于每个人的体质各异，因此最好在中医师指导下服用清火药。

●长期不明原因的心烦易怒或者情绪抑郁，有可能不仅仅是情绪不佳，还可能是内分泌出现问题或者心理状态异常，建议到医院咨询相关专科。

二、诸风掉眩，皆属于肝
——血压高，原来是肝风内动惹的祸

随着社会的进步、物质水平的提高、饮食结构的改变、生活节奏的加快，罹患高血压的人越来越多。与高血压密切相关的心脑血管疾病已成为21世纪的头号杀手，严重危害人们的健康。有部分人血压居高不下，同时吃3~4种降压药也不管用，这是怎么回事呢？

《黄帝内经·至真要大论篇》中说道："诸风掉眩，皆属于肝。""掉"，就是肢体摇动的样子；"眩"，就是头晕目眩，眼前发花的样子。这句话告诉我们，大多数肢体不自主摇动和头晕目眩的疾病，都跟肝风内动有关。有很多高血压病人平时没什么症状，但是一旦遇事紧张，或者压力大的时候，就会头晕、头疼、眼花，甚至感觉头重脚轻，这就是"掉眩"。根据中医学理论，这个病跟肝有关系，应该从肝上去治疗。

现代医学则认为，高血压跟动脉硬化有关系。但绝对不是说，动脉硬化＝高血压。

实际上动脉硬化是人体自然老化的表现，现代医学研究发现，人从5岁开始，动脉壁就开始沉积杂质了，也就是说，动脉硬化从5岁就开始了。从5岁到60岁，这期间动脉硬化会发展到什么程度呢？为什么有的人患高血压，而有的人不患高血压呢？

临床研究表明，那些到老年时血压依然保持正常的人，必然是对肝的保养特别好，也就是生活习惯特别好的人，他们不抽烟、不酗酒，

精神愉快、心情放松，运动规律。相反，那些平素就有意无意伤肝的人，他们抽烟、酗酒，经常发怒或生闷气，这些人就是高血压瞄准的后备军。烟是一种毒，对人体各个脏器都有损伤；酗酒损伤肝血和肝阴；发怒使肝阳上亢。这些行为都对人体有很大的伤害。

我认识的一位老建筑师，60多岁，他的血压最高时收缩压220mmHg、舒张压130mmHg，大家都劝他戒酒，他却说血压虽高，但身体无任何不适，所以照喝不误。殊不知酒毒已在不经意间造成了肝血、肝阴的损耗。

果不其然，有一次这位老建筑师到青海一带出差时，在高原上发生了中风。医生说他脑血管堵塞得厉害，必须要做支架。他的家人很着急，向我咨询怎么办。根据他们家的经济情况，我建议其暂时不做支架。因为有可能做了一个支架后还得做第二个、第三个，这会给家庭带来严重的经济负担。因为肝风内动的问题没有解决，血瘀的问题没有解决，单纯把狭窄的脑血管撑开，这就好比把管道的某一段拓宽，如果管道中的水流动力没有改变，同时水里还有很多渣滓，那么管道仍然会堵塞。

于是家人把病人接出院，用中药进行调理，加上针灸治疗，2个月后，该病人因中风（脑梗死）而导致的肢体活动障碍症状缓解了。后来他又坚持长期服药，血压控制得非常好，收缩压降到了130mmHg左右。

为什么这位老建筑师会突然发生中风呢？这与他长期饮酒、作息不规律、肝阴损耗有关。任何一个脏器的阴和阳都应该保持平衡状态，这样才能够保证人体的健康。肝阴肝血损伤后，肝阳发生病理性亢进，肝的功能出现问题，原本肝负责疏导人体的气的运行，现在疏导不了了，气就在体内乱窜，就好比自然界的风一样乱刮——这就是"肝风"。肝风内动，容易引发中风（脑卒中）。

　　如果病人血压居高不下，同时服用两种以上的降压药（西药）也无效，还伴有头晕、头疼、眼花的症状，我建议其可以同时采用中医药治疗。中医应用平肝潜阳息风的汤药，结合针灸或刮痧疗法，这样调理一段时间后，病人的血压就能得到有效控制。至于中医治疗的周期是半个月还是半年，要看病人的体质和是否有其他基础病。

　　除了服药之外，高血压者平时可以饮用一些有降压作用的茶。

　　绞股蓝茶对高血压、高血脂、便秘都有一定疗效。绞股蓝在《本草纲目》中被称作"人间仙草"，味甘性寒，现代药理研究表明其确实有降压、降血脂的作用。

　　如果高血压者同时还伴有眼花、眼干，则可以饮用白菊花加决明子泡的茶。这两种中药都有平肝、清热的作用，长期饮用菊花决明子茶可以清肝火、平肝风，对肝火旺造成的眼病也有好处。

　　如果是在夏天暑湿比较重的时候，还可以用夏枯草泡茶喝。夏枯草除了清肝火之外，还有祛湿的作用，非常适合暑天湿气重的时候泡茶饮用。现在市面上卖的凉茶，里面大多有夏枯草的成分，就是因为这种草药清热祛湿的效果好，但因其性味凉，故久服仍会伤脾胃。

TIPS：

　　●罹患高血压病的人，应长期、规律地服用降压药，而不能仅凭自己的经验判断是否停药或减量服药。人的血压在一天之中也有波动，突然停药会造成人体血压骤然升高，引起中风（脑梗死或者脑出血）或者其他高血压急症。

　　●降压药有6大类，每个人的体质不同，因此需要在医师的指导下选择适合自己的降压药，而不是看别人在服用什么药，自己也跟着服用什么药。

　　●中药可以治疗高血压的合并症，也可以缓解动脉硬化的进程，但不等于说服用中药的同时可以擅自停服降压药。

　　●高血压患者应当戒烟、戒酒、戒急躁。

三、切忌以酒为浆，以妄为常
——过度饮酒促生肝风

除了血压高之外，肝风内动还有什么表现呢？有些长期饮酒的人，戒酒后出现手抖、头颤，这也是中医所说的"风"。

《黄帝内经·上古天真论篇》中说道："今时之人，以酒为浆，以妄为常，……以耗散其真。"就是说，现在的人经常过度饮酒，而且把这当作生活的常态，不知不觉中损耗了自身元气，还不知情。

过度饮酒确实对身体有极大损害，尤其对肝的损伤最大。

中医学认为，手抖、手颤、头颤的发生与酒毒损伤肝有关。这个肝不是指西医学说的肝脏，而是包括了肝脏系统与一部分神经系统（锥体外系）的功能系统。

我有一个长期饮酒的病人，他因为工作原因而无法戒酒，如今出现了不自主眨眼的症状，这种眨眼不是我们平时正常的眨眼，而是眼睑上下狠命地眨，眨到眉毛、鼻子都皱在一堆，平均每分钟眨眼一次。这就是肝受酒毒所害的表现。我给他做了两次针灸，他的眨眼症状有所好转，眨眼频率明显降低。他说，以前眨眼时自己没有明显的意识，现在针灸治疗后能自主有意识地控制了。

但是我知道，无论怎么治疗，只要他仍不戒酒，那么这种情况就绝对好不了。

还有一次，我在急诊科遇到一个中年人，他因为喝酒后头痛1天，来院要求输液治疗头痛。来到急诊科时，医生发现他走路有点跛，问他怎么回事，他也说不清，只觉脚使不上劲。医生凭经验判断，这绝不是喝酒导致的头痛那么简单，赶紧让他去做头颅CT检查，结果提示脑出血，出血量为20mL！于是医生赶紧把病人转到脑外科进行治疗。如果出血继续，病人就会有生命危险。

这个病人平时血压并不高，这次就是因为过量饮酒，导致血压骤然升高，引起颅内小血管破裂。从中医角度来看，酒毒引发肝风，风动挟瘀血阻塞脑络，引起中风。

过量饮酒，对人体确实有很大危害啊！

告诉大家几个非常简单的防醉酒的办法，可以减少酒精吸收：在举杯前，先吃菜，多喝汤，吃饱了再举杯，或者在饮酒前吃两个西红柿。这样在饮酒的时候，胃肠对酒精的吸收少，对肝的损伤就小，而且西红柿中的维生素C还有助于酒精代谢。但这对饮酒过量的情况无效。

如果已经醉酒，可以通过按摩脾俞和阴陵泉来解酒。

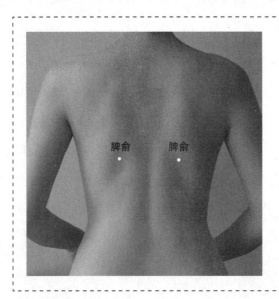

● 脾俞在人体的背部，第十一胸椎棘突下，左右旁开1.5寸（约两指宽）处各一个。

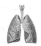

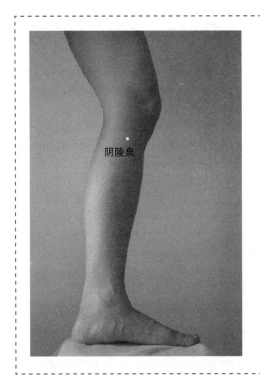

阴陵泉

●阴陵泉在胫骨内侧
　髁后下方，约胫骨
　粗隆下缘平齐处。

　　但是无论用什么招数或按摩什么穴位，最好的办法是戒酒、控酒。那些明知道自己血压高却贪杯的人，无异于自己拿刀割自己的肝，这是多么愚蠢的做法！

TIPS：

　　●饮酒前喝西红柿汁、西瓜汁、橙汁，是利用水果中丰富的维生素C来促进酒精代谢。饮酒前喝酸奶，可以在胃黏膜形成保护层，减少酒精吸收。

　　●长期酗酒的人，戒酒后可能会出现手颤、面部肌肉颤动的戒断症状，这种情况需要去医院进行戒断症状正规治疗。

　　●饮酒后如果出现持续头痛，切不可认为仅仅是酒精作用，还需要警惕是否发生了脑血管意外（脑梗死或者脑出血），这时应当到医院进行检查和治疗。

四、厥阴脉循阴器而络于肝
——月经不调，要从肝着手

周围有很多年轻女性因为月经不调，向我咨询该怎么治疗。

她们中有的人是月经周期不准，有的人是月经量过少，有的人是痛经，有的人是经前脸上长小痘痘（痤疮）或者经前头痛。无论是哪一种情况，我都会建议她们服用疏肝健脾的中成药或者中药进行调理。

对于女性而言，调理月经用疏肝健脾的方法，几乎万试万灵。

这里说几乎，意思是并不绝对。对于大多数的月经不调，中医认为要从肝着手。

《黄帝内经·热论篇》中说道："厥阴脉循阴器而络于肝。"意思是，足厥阴肝经绕着下阴的器官循行，然后联络于肝脏。下阴的器官，在男性是指阴茎、阴囊、输精管、前列腺，在女性则指外阴、卵巢、输卵管、子宫。也即是说，这条经络将下阴的器官与肝密切地联系起来了，肝是否疏泄，直接影响到这些器官是否能够正常发挥生理功能。

中医认为肝藏血。肝脏贮藏的血液每个月都按时向下注入女子胞（子宫），于是就形成了月经。不管是肝藏血不足，还是肝气郁滞，都会影响月经。所以，有的女性有这样的体会，若因为减肥而过度节食，或者由于劳累，消耗了肝血，导致肝藏的血不足，月经量就会逐渐减少，甚至闭经。又比如与人发生争执，或受到精神刺激，或工作、居住地变动，情绪变化大，都容易造成肝气郁滞，气不能通畅地运行，肝血输送到女子胞的动力就受到阻碍，月经就会延期或不定期。这些郁滞的气和瘀积的血还会造成痛经；如果瘀积的血得不到正常疏导，就容易化火，导致体内产生异常的热量，最终会表现为脸上长痤疮。而这些，都必然要通过疏肝来治疗。

有一个23岁的女孩，她每次来月经前3天就开始头疼，以左侧为主，呈阵发性，而且脸上长痤疮，这些症状要在月经结束之后才能消失。我建议她在月经前3到4天开始服用加味逍遥丸，一直服用到月经结束，连服3个月经周期。加味逍遥丸是在逍遥丸的基础上加入了山栀子、牡丹皮两味清热的药，适用于肝郁气滞而化火或本身有内热的人。因为她每次经前都长痤疮，而且痤疮颜色鲜红，肯定是有内热的表现，所以我建议她服用这个药。她按我说的方法服用了几个月经周期后，头疼及长痤疮的情况就再也没有出现过了。

还有一个28岁的女孩，她是艺术学院的研究生，长得非常漂亮，可她每次来月经都腹痛难忍，连课都上不了，饭也吃不下。每个月的这个时候，她只能"蜗"在宿舍床上，需要靠暖水袋才能稍微减轻症状。我当时建议她每次月经前5天开始服用逍遥丸，一直服用到月经来后的第3天，同时月经第1天开始服用艾附暖宫丸，一直服用到月经结束，如此连续服用3个月经周期。刚开始她不愿意这样操作，因为艾附暖宫丸是大蜜丸，她说这么大一个药丸子吃下去多难受！

接下来的第一个月经期，她因为痛得忍不住，所以就按我说的方法服了几天药，感觉痛经好了很多，甚至能去上课了。于是她坚持了3个月经周期，痛经就完全好转了。到现在，她已经3年没有再服药了，只是偶尔生气后，痛经会有发作，再次服药后，痛经很快就能好转。

逍遥丸和艾附暖宫丸是一个很好的搭配，前者疏肝健脾，后者温暖女子胞，并有活血的作用。大部分女性痛经都跟胞宫寒有关系，比如不忌食生冷食品，或用冷水洗澡，或月经期受了冷风等。

我国古代医圣张仲景在他的著作《金匮要略》中就说过："妇人之病，因虚，积冷结气，……至有历年血寒，积结胞门，寒伤经络。"意思就是，妇科很多病都跟胞宫内有寒气有关系。所以女性一定要注意保暖，尤其是下半身的保暖，不能贪凉，不能多吃冷饮，不能经常穿露脐装。

有的女性因为体质弱，又受到了精神刺激，造成肝血亏虚，肝气不疏，严重时会导致闭经。

北京已故名医焦树德（原北京中医药大学教授，中日友好医院主任医师）的医案中曾经记载过这样一个例子：在20世纪70年代，焦老治疗了一个19岁的女孩，女孩身体瘦弱，因为学习成绩不理想而心理抑郁，慢慢地就发生了闭经，而且每次该来月经的时候就感头痛，到医院检查后，医生怀疑是蛛网膜下腔出血，建议行开颅手术治疗。焦老说，这个病不需要手术治疗，用中药就能治。家属认为蛛网膜下腔出血是很严重的病，抱着救命的心态让焦老赶紧开中药治疗。焦老根据女孩的症状、舌象、脉象，认为她是肝郁气滞、瘀血内阻，用了疏肝理气活血的方子，后来女孩的月经恢复了，头痛也好了，更没有必要做手术了。家里人都很高兴，认为中医真是神了！焦老又接着让女孩服用了一段时间的单方：取4份乌贼骨、1份茜草，混匀打成粉末，每次取一点塞到煮熟的山雀蛋里食用。这样连吃了一段时间，女孩的月经就恢复了正常，每月按时到来，而且脸色变得红润，心情也舒畅了很多。

014　　这个单方出自于《黄帝内经》，叫"四乌贼一藘茹丸"，原方是要用鲍鱼的汁送服，因为鲍鱼汁是能够大补肝血的佳品。焦老当时考虑到鲍鱼太昂贵，而山雀蛋却很常见，所以就建议患者用山雀蛋包裹药粉服食。山雀蛋也有养肝血的作用，还能平衡阴阳。只不过，现在很难找到山雀了，真有需要的时候，也许能用鹌鹑蛋替代。

"上工治未病"，未雨绸缪很重要。我们不必等到真正病了的时候才想到治疗，在疾病未发生之前就注意保健更有意义。

比如，女性平时就应该注意保暖，不要贪吃冰激凌和冰冻饮料；日常注意疏肝气，事事劝慰自己，少生气，少郁闷；同时注意疏导肝的经络，每天睡前自己动手搓一搓腿，尤其是腿的内侧（肝经通过的地方），从大腿根搓揉到小腿肚下方，每条腿连续搓6到8次，这样也等于是对肝经和与之相联系的"阴器"做了一次保健。

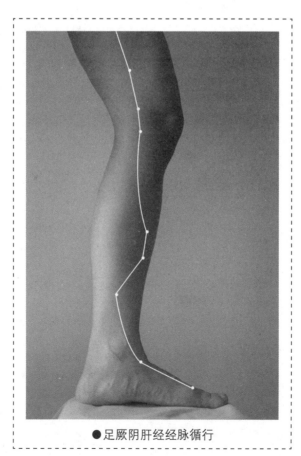

●足厥阴肝经经脉循行

TIPS：

●常吃红枣和桂圆（龙眼）有养肝血的作用，适合女性月经前后补肝。可以直接吃鲜枣和鲜桂圆，也可以用干枣和干桂圆泡水喝。

●女性的腹部要注意保暖，否则容易引起月经不调。建议不要在空调房内穿露脐装。

●月经不调与多种因素相关，目前西医多用激素（黄体酮）治疗。临床实践证实，中医药调理月经不调的效果优于仅用激素治疗。

五、人卧血归于肝，肝受血而能视
——警惕用眼过度耗伤肝血

智能手机是现代人生活的"必需品"。无论男女老少，每天都会花越来越多的时间看手机。即使是青少年，如果长时间玩手机，甚至一整天不停歇，有可能抬头的时候会感觉眼睛看不清东西，像隔着一层雾一样。

这就是西医所说的用眼疲劳，中医所说的"久视伤血"。

《黄帝内经·五脏生成篇》中说道："人卧血归于肝，肝受血而能视。"意思就是，肝与眼目有密切关联，只有肝血充足的时候眼睛才能看得清楚，而人在躺下休息时，血才能归到肝内。所以大家都有体会，有时长时间用眼后，躺下休息一会儿，眼睛就感觉看得清楚一些，头目也会清爽一些，如果在很困的时候仍然硬撑着不睡，就会眼发花，看东西模糊。

《黄帝内经·脉度篇》还说道："肝气通于目，肝和则目能辨五色矣。"一方面，肝好视力才能好；另一方面，过度用眼会损耗肝血，使视力受到影响。

我认识的一个四十多岁的女性，她20年前做过矫正视力手术，当时近视治好了，可近两年来她一直觉得眼花、眼胀、头晕，而且下眼睑一直发黑发暗。医生说这是近视手术的后遗症，没有办法治疗，可是眼花、眼胀、头晕的不适对她造成非常大的困扰，她问我该怎么办。矫正视力的手术在国内还称不上非常成熟，有部分人手术后几年甚至十几年都有可能出现后遗症，所以当有人问我这个手术能不能做的时候，我都建议最好不做。当然我不是专业的眼科医师，当事人应当和眼科医师以及家属商议后决定。

那么这位女士的问题怎么解决呢？我问她近几年来是否有情绪问题，是否经常生气，是否长时间用电脑。

她说，她跟先生经常吵架，而且也的确经常用电脑消遣。

我当即分析，她的眼花、眼胀、头晕症状，中医看来是肝郁气滞、肝气不和，加上久用电脑耗伤肝血，而导致的一系列眼目症状。按压她头部的鱼腰、阳白、太阳等穴，她有明显的胀痛反应，于是我在她的这几个穴位周围用点揉法和摩法进行手法推拿，她立刻就感觉眼睛清亮了，头也不晕了。

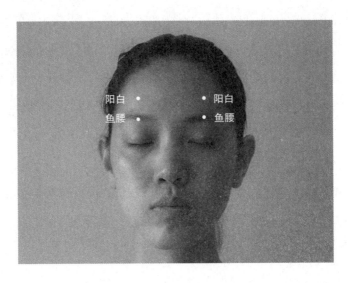

穴位的治疗作用只是短时的。我又给她开了一个疏肝、养血的汤药处方，让她回去煎汁饮用，连服1周。同时嘱咐她一定要放宽心，主动与丈夫沟通，夫妻和睦，则心情愉快。

她连服了1周汤药后，眼睛不花了，头也不晕了，感觉舒服了很多，但是下眼睑仍然发暗、发黑。我告诉她一个验方：取10g桑叶、10g蚕砂、1g红花，水煎20分钟，用煎出的水浸透纱布，每晚热敷眼睛15分钟，纱布凉后再用水煎汁浸热，连敷2次。她用了这个方法后，眼睛不适感明显缓解，下眼睑发黑、发暗也好转了。

这个验方来源于中医的一个古方，叫"桑明洗液"。《本草纲目》中说："桑叶治劳热咳嗽，明目长发，止消渴。"而蚕砂"治消渴、癥结，及妇人血崩、头风、风赤眼，去风除湿"。这两味药配合煎汤，外用热敷，对眼干、眼痒以及消除眼袋都有很好的作用。

有的人说，就算不玩手机，但由于工作需要，必须长时间用电脑，这种情况怎么办？

长时间使用电脑除了伤害眼睛之外，电脑还有辐射，会造成人体面色暗沉，眼圈发黑。因此，工作之外，我们应尽量减少使用电脑的时间，多到户外活动。我们还可以在电脑旁摆放一盆绿叶植物，目视天然的绿色来缓解睫状肌疲劳。连续使用电脑半小时就应该休息一下，做一下扩胸运动，或到户外或窗边眺望一下远方，调节一下眼目的疲劳。

每当用眼过度，感觉眼睛周围酸、胀，头胀时，可用拇指按压太阳穴，食指屈曲，刮上眼眶和额头，从眼眶往上，从中间刮向两边，一直刮到前发际。然后用拇指揉一揉太阳穴，这样眼睛会非常舒服，睁眼后会感觉视物清晰了很多。

小学生经常做的眼保健操对视力的调节也有很好的效果，关键是要每天坚持，点揉穴位要准确。据报道，有部分用眼过度造成假性近视的学生，仅靠坚持做眼保健操就恢复了视力。

TIPS：

●中医讲"人卧血归于肝"，在躺着休息时肝血最充沛。所以用眼疲劳后小憩一下最有利于恢复。

●长期用眼疲劳，眼睑容易长汗管瘤。西医认为汗管瘤是由脂肪代谢障碍所引起的人体表皮小汗腺导管的一种痣样肿瘤，与内分泌、妊娠、月经及家族遗传等因素有关，不影响身体健康，可以用激光祛除。此外，用桑明洗液外敷也有助于祛除汗管瘤。

●将电脑界面换成浅果绿色，较白色而言更不容易引起眼疲劳。

六、肝在志为怒
——心情好不好，来把肝经穴位找

不知从什么时候起，情绪不佳成了都市人生活的常态。这也难免，城市里工作节奏快，学生考试竞争激烈，交通拥堵，购房压力大，股市不稳定，生活中还有很多琐碎小事烦心，谁都难免会生气。人人都有喜怒哀乐，情绪的波动是正常的，关键就是任何一种情绪都不宜过于激烈，过于长久，如果"过"了，就有害。

《黄帝内经·阴阳应象大论篇》中说道："肝在志为怒。"意思就是，肝的调节反映到情志上就是发怒。

适当的怒的情绪其实可以促进人的上进心，激发人奋发图强。在打仗的时候指导员会故意激起士兵对敌人的怒火，以激励士气。可是，过度的怒火会损伤身体，使肝火亢盛，损耗肝阴和肝血。爱发怒的人眼睛总是布满血丝，面颊发红，血压高，头痛；若不加以注意和调养，发展为肝风内动，则人就有发生中风的危险。这就是《黄帝内经·阴阳应象大论篇》进一步说到的"怒伤肝"。

那么，怎样化解生活中频频产生的怒气呢？怎样才能调适自己的身体和心情呢？

肝是主管人怒气的脏器，要想少生气，就要从肝上去调理。我给大家介绍几个疏肝的穴位，大家可以自己为自己点穴理疗：一个是脚背上的太冲，一个是脚内踝骨上方的三阴交，一个是小腿胫骨面上的蠡沟，一个是位于肋间的期门。

太冲在足背侧，第1跖骨间隙的后方凹陷处，也就是足背上大脚趾和二脚趾的中间，往趾蹼后方约两个指头宽的地方。这个穴位是肝经的原穴，有疏肝、平肝的作用。点对了位置后我们会有种胀而痛的感觉，越是爱生气的人感觉越强烈。每天晚上洗脚后，用拇指或中指点揉太冲24~36次，方向由内向外（左手逆时针，右手顺时针），有疏导不良情绪的作用，对高血压者还有降血压的作用。

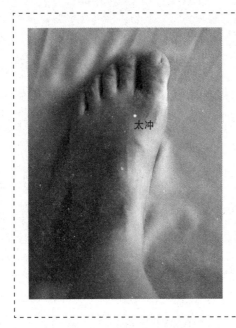

太冲

●太冲在足背侧，第1跖骨间隙的后方凹陷处。

我向人说明太冲穴的作用的时候，总是说：太冲，就是用来治疗那些"太冲动"的人。人一冲动就会着急，就会发怒，如果平时就注意点揉自己的太冲，就能平复冲动的心情。

三阴交在内踝骨上3寸，胫骨后方。这个穴位是脾经、肝经、肾经三条经络的交汇点，所以叫三阴交，点揉这个穴位不但能调节肝郁，还能调理脾和肾的经气。点对了三阴交后我们会有种酸、胀的感觉。经络敏感型的人会有从三阴交连着大腿根，甚至到外阴都酥麻的感觉，这就是因为肝经向上与外阴相连。这个穴位一般和太冲配合点揉，有疏导不良情绪的作用。

北京已故名医、擅长针灸的杨甲三的经验是：针刺太冲、三阴交、足三里，有疏肝健脾的作用，效果等同于服用逍遥丸。

蠡沟在小腿内侧内踝高点上 5 寸，胫骨内侧面的中央。这个穴位是肝经的络穴，肝经从这里向胆经以及联络阴器的分支联络。点揉这个穴位不但能调节肝郁，对癫痫发作、睾丸肿大也有一定的治疗作用。

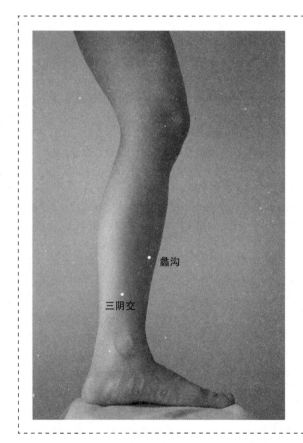

蠡沟

三阴交

●蠡沟在小腿内侧内踝高点上 5 寸，胫骨内侧面的中央。

●三阴交在内踝骨上 3 寸，胫骨后方。

《黄帝内经·灵枢》中说："足厥阴之别，名曰蠡沟，去内踝五寸，别走少阳；其别者，径胫上睾结于茎。其病气逆则睾肿卒疝，实则挺长，虚则暴痒，取之所别也。"那些平时就爱生气的人，特别是爱生气且月经不调的女性，点按蠡沟时有明显的痛感，甚至痛到碰都不能碰。点按这个穴位时动作一定要轻柔，力度要由轻到重。女性经前心情不畅，或到期月经仍不至，这时可用少许红花油搓一下蠡沟，通过疏导肝经的作用可使月经调畅。

期门在胸腹部，正对乳头下方，第六肋间隙中（两乳头连线为平第四肋间隙）。期门是肝经的募穴，也就是肝经的经气向胸腹部输注汇集的地方。期门可调节心情不畅，治疗肝郁以及肝气犯胃造成的泛酸、呕吐、呃逆、饱胀感。有的人生气后觉得胃里胀气，不想吃东西，或者两肋疼痛，或者自觉有股气在肚子里窜动，此时点按期门有很好的治疗作用。点按期门时要由轻到重，在吸气时往下点按，呼气时松力，如此重复6到8次呼吸，然后用手掌从胸骨剑突下向两肋抹，由中间抹向两侧，力度适中。这样做几次后，理疗者会有种心胸突然开阔的感觉。期门对多种月经病的调理都有作用。

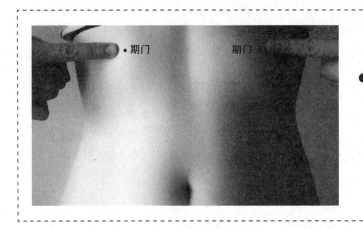

● 期门在胸腹部，正对乳头下方，第六肋间隙中（两乳头连线为平第四肋间隙）。

医圣张仲景的《伤寒论》中记载有"发热恶寒，经水适来……热除而脉迟，身凉，胸胁下满，如结胸状，谵语者，此为热入血室也。当刺期门，随其实而泻之"。就是说，如果在月经期受了寒邪，造成发热，或热退后身上凉，胸胁满闷，情绪异常或意识不清，即是肝经有邪气，应当针刺期门来治疗。

以上介绍的四个穴位都能够疏导肝经，解除肝郁，化解郁闷、生气的不良情绪，作为保健可以每天点揉，在晚饭后或睡前进行，可以自己操作也可以家人互相操作。持之以恒，不但对疏导心情有作用，还能够帮助调理月经和降血压。

当然，除了点穴之外，还应该在情绪上疏导、宽慰自己。

我曾经看过一个小故事：有个农妇非常爱生气，一位老禅师为了开导她，把她关在一间黑屋里。开始时她又打又闹，后来闹得累了，就没声音了，老禅师才把屋门打开，问她："你生气吗?"

农妇说："生气。"

老禅师把一杯热茶倒在地上，说："你看见气了吗？试着去抓住它。"

农妇伸手去抓热茶冒上来的热气，却无法抓住。

老禅师说："你看见了吧，气就是这么个东西。你不理，气就不聚。"

农妇有点感悟。如果她不去理，就不会有气。如果她当时在黑屋里处之泰然，那么屋门早就会被打开。

所以，不管眼前的情况看起来多么难以应对，生气都是无用的。在你决定放正心态，泰然处之的一刹那，有可能解决的方法已然在眼前了。

TIPS：
●按摩三阴交和蠡沟还可以治疗男女泌尿系感染。
●按摩期门对乳腺增生、乳腺炎也有治疗作用。

七、肝气虚则恐，实则怒
——胆量大小跟肝气虚实有关

有的人胆量特别大，甚至天不怕地不怕，被形容为"胆大包天"；有的人胆量特别小，凡事畏畏缩缩，遇事情容易受惊吓，被形容为"胆小如鼠"。一般认为胆量大小跟从小接受的教育、培训有关，也跟成长过程中的遭遇有关，这是性格使然。但从中医的角度来分析，胆量是小是大与肝气是虚是实有关。

《黄帝内经·本神篇》说道："肝气虚则恐，实则怒。"就是说，肝气虚的人胆量小，容易产生害怕的情绪，容易受惊吓，肝气实的人胆量大而且容易发怒。

肝气的虚实一是和先天有关。有的人生来就气旺火旺，属于实性体质，肝气很充足，胆子很大，也容易生气、上火。这种人往往其父母一方或双方肝气实，性格急迫暴躁。而有的人天生就属于偏弱的体质，肝气不足，胆小怕事。二是和饮食有关。如果平时爱吃辛辣的食品，常常大鱼大肉，肝胆经就容易积热、生火，火气一大人就容易发怒。而如果平时以素食为主，或者经常吃不饱，长期营养不良，就没有那么多气血去充养肝气，人就偏于胆小，遇事犹豫不决。三是和成长的经历有关系。一个人可能先天肝气很充足，但因受惊吓造成了肝胆气的不足，俗话说的"吓破了胆"或"一朝被蛇咬，十年怕井绳"就是这个意思。

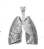

肝气的偏虚或偏实其实是个人体质问题，不需要多加纠正。但是肝气过于虚或者过于实就是一种病理现象了。

如果一个人总是胆大包天、怒气冲冲，动不动就找人打架斗殴，这难道不是有问题吗？如果一个人总是畏畏缩缩，听到一点噪声都吓得心里怦怦直跳，这不也是有问题吗？

北京中医药大学基础医学院曾经做过这样一项调查，对30例中医诊断为肝气虚的患者进行焦虑抑制情绪表和艾森克人格问卷（成人）的测定，发现人格特征不稳定、内向或者倾向内向者占53.33%，情绪异常、以焦虑抑郁的混合状态为主者占46.67%。这说明肝气虚的人在心理学上也是有一定问题的。

对肝气过于虚、胆小怕事的人，建议平时多吃牛羊肉。牛羊肉是补血作用比较强的肉类，可以补养肝血，牛羊肉的热性还可以滋养身体的阳气，肝血和阳气足了，胆的精气也就充足了。

为避免肝血消耗，造成肝气虚，我们还要注意不要过劳，特别是用眼过度的脑力劳动。有的家长反映：正处在高三刻苦学习阶段的孩子，如果整天读、写、算，就会变得胆小、易受惊吓，特别容易被噪声惊扰。这就是因为过劳导致肝血消耗、肝气不足，最终造成胆量变小。所以学生一定要注意劳逸结合。

对于突然受到过度的惊吓而导致胆小易惊的人，我们一方面要给予其心理疏导，另一方面，如果心理疏导难以解决其机体的失衡状态，就需要用中医的方法进行调理。

我国古代传统医学在心理治疗方面有着丰富的经验。

 金元时期的名医张子和的医案中就记载过这样两个案例：

一个富人太太，因为雷声而受到了惊吓，从此变得非常胆小，屋里稍微有一点动静都会吓得心里怦怦跳个不停。如果家里仆人说话声音大了，她都会吓得躲到一边；如果谁不小心踢翻了一张凳子，她也会吓得躲进里屋。张子和上门就诊后，并没有开方子，而是吩咐仆人们拿梆子敲木鱼，敲足一天。

第一天，富人太太听见敲木鱼的声音很害怕，问是怎么回事，家人告诉她说，这是为了给她驱邪。富人太太听久了这个声音后就不害怕了，该吃饭就吃饭，该绣花就绣花。

第二天，张子和吩咐仆人敲锣打鼓，但叮嘱他们敲打时声音要小一点。富人太太刚开始很害怕这个声音。家里人又安慰她说，这是为了给她驱邪。她听了半天之后也就不害怕了，自己该做什么就做什么。

第三天，张子和又吩咐仆人敲锣打鼓，但这天敲的声音很大，像震雷一样。富人太太刚开始很害怕这个声音，家里人又安慰她说，是为了给她驱邪，很快就能把邪祟驱赶走了。她听了半天后也就不害怕了。

这样过了三天，富人太太再听见家里有任何动静都不害怕了。

另一个案例是：一个妇人受到意外惊吓后双腿突然发软，站都站不起来，家里人不知怎么回事，请张子和来诊疗。张子和让两个人架住妇人的胳臂，扶她走到庭院里，另外两个人故意拍着手笑着，嘲笑谩骂这个妇人。妇人一生气，居然站起来了，还要去追赶这两个谩骂她的人。就这样，她的怪病痊愈了。

张子和解释说，《黄帝内经》上说道："恐则气下。"妇人受了惊恐后气往下泄，导致中气不足，所以造成双腿发软、无法站立。而"怒则气上"，故意惹她发怒，使她下陷的气提升起来，病也就好了。

这就是我国古代名医利用心理疗法治疗疾病的案例。从现代心理学来看，张子和治病，第一例用的是"习服疗法"，或者称"系统脱敏疗法"，第二例用的是"精神转移疗法"。

平时胆小的人，也可以选择适宜自己的方法锻炼勇气，战胜不必要的恐惧心理！

TIPS：

●过度的胆小、易惊恐，甚至总疑心周围有危险，这是一种心理疾病，需要到正规的心理诊疗机构进行心理治疗。

●经常吃辛辣食物、肉食的人，多数脾气容易急躁，这类人可多吃水煮白萝卜，或者水煮大白菜，以改善急躁的心情。

八、肝欲散，急食辛以散之，用辛补之，酸泻之
——春季应吃辛散芳香的食品来养肝

按阴阳五行来看，肝与春季相应，春季正是养肝、调肝的好时机。《黄帝内经·四气调神大论篇》中说道："春三月，此为发陈，天地俱生，万物以荣，……逆之则伤肝。"就是说，春季养生要顺应春天阳气生发、万物初生的特点，要注意顾护阳气，不要压抑机体生长、活动的生理特性，否则就会压抑肝气的生发。

在饮食调养方面，养肝要考虑春季阳气初生的特点，相应地食用味辛甘性发散之品，而不宜食用味酸性收敛之品。正如《黄帝内经·藏气法时论篇》中说："肝欲散，急食辛以散之，用辛补之，酸泻之。"针对肝之"欲"，投其所好，食用顺应本脏生理特性的食物或药物。

在五脏与五味的关系中，酸味与肝相对应，酸味具收敛之性，是使气收敛、向内的，而不利于阳气的生发和肝气的疏泄。食用过酸的食物和酸味的药品不是补肝，而是使肝气收敛，是"泻肝"。春季正是肝气生发的大好时机，饮食调养要投其脏腑所好，有目的地选择一些性味辛散芳香的食品，如韭菜、豆豉、葱、芫荽（香菜）、香椿、春笋，以及花草茶，如玫瑰花、槐花、茉莉花茶。同时，要避免食用过酸的食品，如用过多的醋调味，或食用过多的肉等等。

韭菜味辛性温，入肝、胃、肾经。春天的韭菜顺应了春季的生发之性长出，有疏肝和暖肝的作用，应经常适量食用。有的人爱流鼻血，

特别是在春天，这是因为这类人平时肝火就旺，一到春天肝气往上升，血不循着正常的脉络流动，而从鼻子流出来。这种情况也可以用韭菜食疗：用韭菜2两，清水洗净，切成约1厘米长的段，加少许食盐搓软，把腌出来的汁液倒掉，再加醋浸渍十几分钟，连醋食下，一天吃2～3次，一般鼻血就会止住。如果复发的话可再吃2～3次。

需要注意的是，因为韭菜是温性的，所以一些胃热重的人吃了韭菜后会觉得非常不舒服，呃逆、泛酸。小儿的脾胃功能不健全，食用韭菜后容易消化不良，从而导致腹泻或呕吐。所以胃热重的人和小儿最好少吃韭菜。

更要注意的是，韭菜中残留的农药很难被分解代谢，人吃了这样的韭菜后就会中毒。所以选购韭菜时要选择有机食品、绿色食品。

竹笋也是春季养肝的佳品。与韭菜不同的是，它是微凉性的食材。

我认识的一个老大哥，不到50岁，从单位辞职后开始专业炒股，他每天早晨起来的第一件事就是打开电脑关注股票，经常连续10个小时守在电脑前，有时吃饭都在电脑前完成。这样长时间对着电脑屏幕，无疑是很费眼、很伤肝血的，加上股票有涨有跌，心情难免大喜大悲大怒，情绪上难以控制。我最近见到他的时候，吓了一跳，他的眼睛非常红。他不好意思地说，自从专业炒股之后，他添了两个毛病，一是眼睛红、干涩，点眼药水也没用；二是嗓子干，总有痰，而且痰总咳不干净。但是他发现，嗓子干的时候，吃盐水煮笋后就会舒服很多，痰也要少一些，但过段时间不吃，这些症状又反复。

我告诉他，眼睛红、干涩和嗓子干、有痰，都和肝有关系。《黄帝内经》中就提到了"肝开窍于目""肝受血而能视"，由于久久盯着电脑屏幕，损耗肝血、肝阴，导致眼睛红、干涩。《黄帝内经》中还说到"肝足厥阴之脉……循喉咙之后，上入颃颡"，意思就是肝的经络与喉咙相联系。

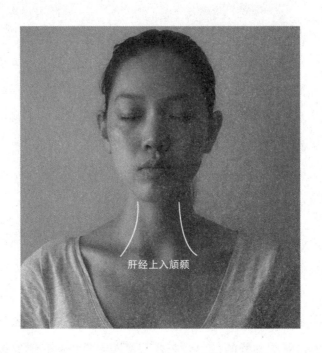

肝经上入颃颡

像这位老大哥那样，情绪难以控制，肝气不疏发，肝火就会沿着经络向上烧灼颃颡（咽喉），人就会觉得嗓子干。而痰多是肝郁克脾、脾虚生痰的表现。恰巧笋是有利于疏肝的食品。春天生长的笋，顺应了春气向上的生发之性，所以是养肝、调肝的佳品，因此他每次吃了笋之后嗓子就会感到舒服。《本草纲目》上记载竹笋"味甘，无毒，治消渴，利水益气，可久食"。

我告诉他，可以长期食用笋作为食疗，最好每周吃3～4次，同时每天喝金银花、白菊花、玉蝴蝶等泡的茶，以花的芳香之性生发郁滞的肝气，同时也有利咽的作用。当然，最重要的还是不能长时间对着电脑，应当多参加户外运动，以舒展四肢的阳气。本身从单位辞职就是想图个自在，不受诸多牵制，可是若因为炒股而整天情绪不佳，还伤了身体，岂不是缘木求鱼了吗？

喝花草茶也有疏肝作用。花儿多数开在植物的末梢，顺应了升发之气，所以有使气机向上升发的作用。

有的女士有这样的经历，如果某段时间总生气，或者心情抑郁，脸色就发暗，还会长斑，这就是肝气不疏畅造成的。长期饮用花草茶疏肝，确实有美容的效果。《红楼梦》中就记载了采下初春还未绽放的花骨朵，阴干后泡茶养颜的方法。

春天时，大家都来顺应"天地俱生，万物以荣"的天气，选择适合自己的辛散芳香的食品来养肝吧！

TIPS：

●常用于泡茶饮，可清肝热、疏肝气的花有茉莉花、杭白菊、玫瑰花、月季花。

●春笋味道鲜美，且含有丰富的膳食纤维，可使排便通畅。但由于纤维很难消化，因此胃弱的人在进食大量春笋后，容易引起胃痛，甚至竹笋纤维摩擦胃黏膜而引起胃溃疡。

●肝火旺造成的流鼻血，除了可以用醋渍韭菜的方法以外，还可以将揉碎的青蒿塞入鼻孔，这样鼻血也能很快止住。

第二章 心的养生

我们为什么将悲痛的情绪叫作『伤心』，将劳动成果叫作『心血』？这是因为，这些行为都需要在心的指导下完成。从《黄帝内经》来看，中医学将心的作用提到了一个很高的位置，它是所有脏腑的最高领导者。心的正常生理活动保证了其他脏腑井然有序地工作。养心包括补心气、养心血、清心火、宁心安神几个方面。心态和情绪的调节对心的保健至关重要。

一、心者，君主之官，神明出焉

——心是五脏六腑的最高领导

无论是从中医学还是现代医学来看，心都是一个至关重要的脏器。

《黄帝内经·灵兰秘典论篇》中说道："心者，君主之官，神明出焉。"意思是，心是五脏六腑的君主，是最高领导，人体一切思维、一切生命活动的体现都要靠心来完成。中医所说的心与西医所说的心脏不同，它包含了心脏和与心脏相关联的一部分中枢神经系统。

现代科学研究认为，古人把现代医学上归属于大脑的功能归之于"心"。《孟子》说道："心之官则思，不思则废。"就是说，思考是靠心来完成的。

这不是古人的臆想，而是一种智慧。古人看待的脏腑是从功能系统上去划分的，而现代科学是从实质性器官上去划分的，二者有"道"与"器"的差别。

《黄帝内经》早在五千年前就提出"心主神明"，而现代医学近二十年才发现大脑与心的密切关联。中风（脑血管病）的发病率越来越高，临床研究证实，有为数不少的中风病人在急性期会出现心电图的异常改变，还会发生心律失常、心绞痛等病症。这种情况，西医叫做"脑心综合征"，认为是脑血管病引起神经—内分泌—免疫系统的紊乱造成的，其中还有复杂的细胞因子的参与，只要治疗好了脑血管病，心律失常也会好转。

动物实验证实，当人为地用手术的办法造成大白鼠脑血管梗阻，然后再监测它们的心电图，结果95%以上的大白鼠在脑血管梗阻后2小时之内均发生心律失常，而这种情况大约需72小时才能逐渐恢复正常。

由此可见，心脏与中枢神经实际上是紧密相连的。

正因为心是五脏六腑的最高领导，心的功能如果发挥正常，特别是心主神明的功能正常，其他脏腑也会井然有序地工作；反之，如果心的功能出现异常，其他脏腑的功能也会失常，就像朝廷失去了君主一样混乱不堪。这就是《黄帝内经》所说的"主明则下安，以此养生则寿，……主不明则十二官危矣，使道闭塞而不通，形乃大伤，以此养生则殃"。

我认识的一个司机，他每天的工作时间特别长，由于开车时必须要小心谨慎，所以非常劳心。他年轻的时候，每年单位组织体检都没发现任何心血管方面的问题，可是在四十多岁的时候，他突然出现心区疼痛的症状，痛得像针扎一样，并且阵发性发作。由于担心是冠心病心肌梗死的前兆，他赶紧到医院检查，可是心电图和Holter（24小时动态心电图）检查都显示正常。医生说他这种症状不是心绞痛，只能继续观察。他觉得非常难受，除了心口阵发性作痛以外，还伴有头晕、失眠、小腿酸沉、大便时而便秘时而稀溏的情况，这些情况在服用一段时间的扩张心血管的药后会稍微好转，但停药后症状又会加重。

他向我咨询时，我告诉他，所有问题其实都归结到心，是心气不足、心血瘀阻造成的。

《黄帝内经·生气通天论篇》说道："阳气者，烦劳则张。"意思是说，人体的阳气如果过度操劳就会耗散。

过度劳心会耗散心的阳气，造成心气不足。当气不足时，血就不能很通畅地运行，所以时间一长就会形成血瘀。心气不足、心血瘀阻就会造成心口如针刺般疼痛。但由于这个司机的心脏还没有出现明显的器质性病变，所以去医院检查也没有查出任何问题。

由于心的功能发生了异常，"主不明"了，就等于是最高领导不能发挥领导作用了，因此其他脏腑也跟着出问题，这位司机因此出现头晕、失眠、小腿酸沉、大便时而便秘时而稀溏等症状。对于这样的疾病，司机无需单独治疗头晕、失眠、大便不调等，只要恢复心的功能，让最高领导重新发挥正常的指挥作用，那么所有的问题就都解决了。

于是我给他开了一个补心气、养心神、通心脉的药方，他连续吃了14剂，就没再出现心区疼痛的情况，其他不适的症状也一并消失了。

还有一位四十多岁的女公务员，由于过度操心小孩的学习，同时又由于股市波动，日夜紧张，她某天就突然出现心悸。她描述道："就像心脏不受控制了，我能感觉到心脏一直突突地跳个不停，心里非常慌，喉咙好像被什么堵着一般，要过二十多分钟才能恢复。"

这位女士也到医院去查了心电图和Holter，结果显示正常。从第一次心悸发作开始，她就觉得异常疲惫，提不起精神，而且莫名其妙开始腹泻，一天泻4~5次，还觉得眼前雾蒙蒙的、视物不清。

我为她诊脉并察看了她的舌象后告诉她，她这个病的由来就是劳心过度。由于过度操劳，消耗了心的阳气，心气不足，造成了心悸、心慌。异常疲惫其实是气虚的表现，腹泻、眼花也与心的功能失调有关系，只要把心气补足了，这些情况自然就会痊愈了。

我给她开了一个简单的方子：甘麦大枣汤。这个方子仅有甘草、浮小麦、大枣三味药，出自于医圣张仲景的《金匮要略》，能够补心气、养心阴，而且口感好，没有中药的苦味，可以当食疗方长期服用。

这位女士连续服用了一个月，心悸的情况消失了，其他症状也没有再出现。

心的领导地位多么重要！如果它不能正常工作，其他脏腑功能就会失调。

养心的一个重要调摄方法就是：宜静养，不宜操劳；可思考，不可患得患失。

正如《黄帝内经·上古天真论篇》告诉我们的："恬淡虚无，真气从之，精神内守，病安从来。"

TIPS：

● 人在"伤心"时，在神经—内分泌的调节下，心血管会发生应激反应，使人体有心脏难受的感觉。

● 心悸、胸闷不一定是冠状动脉狭窄引起，还有可能是心脏的植物神经功能紊乱，因此用西医检测方法很难检查出问题，而用中医药调理则可恢复正常。

● 心态和情绪的调整，对心脏疾病（如冠心病）的康复至关重要。已发现疾病的朋友们要放宽心态，调节好情绪。

二、诸痛痒疮，皆属于心
——瘙痒和溃疡，要看是不是心火重

我经常接到一些家长的咨询：孩子一到某个季节就起荨麻疹，严重的时候浑身都是红疙瘩，痒得不得了，皮肤都抓破了，有时吃扑尔敏、开瑞坦都不能缓解症状，怎么办呢？

我往往会反问：这个孩子是不是从小吃配方奶粉？是不是特别爱吃肉食，尤其爱吃炸鸡、炸薯条？如果答案为"是"，那么他的荨麻疹跟心火重有很大关联。

《黄帝内经》中论述的"病机十九条"，阐明了各种病的发生发展的根源所在，其中说道："诸痛痒疮，皆属于心。"意思是说，大多数痛、痒、生疮、生溃疡的疾病，都跟心有关系。

唐代的医学家、《内经》学家王冰解释说："心寂则痛微，心躁则痛甚，百端之起，皆自心生，痛痒疮疡生于心也。"意思是说，心里静的时候，痛、痒就不明显，心里烦躁的时候，痛、痒就非常明显，痛、痒的感觉是由心生的，所以说痛痒疮疡生于心。

金元时期的医学家刘完素认为《黄帝内经》中这句话应该是"诸痛痒疮，皆属于心火"。意思是说，大多数痛、痒、生疮、生溃疡的疾病，都跟心火重有关系。

这两位医学家所做的注解都有道理。

我们在临床中观察到，当心火重的时候，人就容易发生瘙痒和溃

疡类疾病，如荨麻疹、皮炎、痤疮、口腔溃疡，以及不知原因的全身瘙痒。

如果小儿从小吃配方奶粉，且平时爱吃肉食和油炸食品（这些食物都是热性的），那么他就容易心火旺盛。

心的阳气本来是维持人的精神活动的生理性能量，而过度的心火则是一种带有致病性的能量，机体会自动地通过一些途径把这些多余的能量排泄出去，也就是找个出口把火发出去。火发在皮肤上就成了荨麻疹、皮炎，发在黏膜上就成了溃疡。不管吃扑尔敏还是开瑞坦，如果这种心火没有泻出去，心里就会躁，正如唐代王冰所说的"心躁则痛甚"，瘙痒难耐，把皮肤挠破了也不解气。

中医认为小儿的生理特点是"心肝阳有余，肺脾肾阴不足"。就是说，小儿的心气非常足，容易心火旺盛，如果吃得太好，食积在体内化成热，便会助长心火。

遇到荨麻疹患儿家长来咨询，我总会建议说：要想治愈荨麻疹，一定要少吃配方奶粉，两岁以上的小儿可以改喝鲜奶。平时还要注意多吃蔬菜水果，少吃肉，少吃油炸食品，在荨麻疹发作期间完全不可以吃海鲜，因为海鲜是发物，对皮肤病而言是绝对的禁忌。西医也认为海鲜是常见的过敏原。同时，日常可以给孩子喝一些清心火的茶，比如从竹叶心、白茅根、莲子心、麦冬当中选取1到2种泡茶，而且这些食物药食两用，只要不过量服用就不会损伤脾胃。

这些药食两用的茶不但对小儿适用，对成年人也同样适用。只不过成年人的病情往往比小儿的病情复杂，如果成年人发生荨麻疹，除了有心火的因素，往往还伴有湿热，因此需要配合清热利湿的药物，或进行清利湿热的理疗，比如刮痧、拔罐、刺络放血。

有一个简单的办法辨别是单纯的心火还是同时伴有湿热，对着镜子观察舌头，看舌体和舌苔的颜色。如果是舌尖红，舌上起芒刺，就表明是心火重；如果舌尖红伴舌苔黄腻，则说明人体还夹有湿热。

值得一提的是，当我告诉家长们尽量不给孩子喂配方奶粉时，家长总会担心孩子营养不够。于是我反问那些家长："您小时候喝过配方奶粉吗？"他们都摇头。我说："我们的父辈，大多数人都没有喝过配方奶粉，但并没有证据证实他们这一代人的智力发育差。"

那些所谓的"科学配比"的配方奶粉，不一定是万能的，更不是小儿智力发育的保障。我始终相信天然的食物更符合阴阳之道，更符合人体的生理需求。

除了荨麻疹之外，溃疡的发生也跟心有关联。

我有个亲戚，是位五十岁的女性。她平时脾气就很急躁，还爱吃肉，心火重的表现非常明显。有一次她的下牙龈长出了一个溃疡，疼痛很明显，一个星期都没有消退，而且她晚上睡眠也不好，中途总会醒来，醒来就觉得喉咙里像要冒出火来。她吃了几天甲硝唑，溃疡都没有消退，问我怎么办。

我想到《黄帝内经》中说的"诸痛痒疮，皆属于心"，就给她开了一个简单的方子——泻心汤。

泻心汤是《伤寒论》中的方子，将大黄、黄连、黄芩几味药沸水浸泡15分钟，取汁，晾凉后服用，每天3到4次。这个亲戚刚开始喝的时候，还担心大黄水会引起腹泻（大黄是一味泻药），但只喝了一次，人就感到非常舒服，晚上再没有嗓子冒火的感觉，大便也正常了，而且她只喝了一天，口腔溃疡也明显有缓解。

但她却没有坚持服药，而且又开始吃辣椒（因为平时就爱吃辛辣的菜肴），吃完后溃疡又发了。她问我怎么办。我说："我给您开的药是泻心火的，您不忌口，一边吃着药一边还吃辣椒，等于火上浇油，溃疡怎么能好呢？您不但要忌吃辣椒，还要忌吃油炸食品，少吃肉，多吃蔬菜。"

　　她听了我的话，戒了辣椒和油炸食品，又连服了3剂泻心汤，溃疡才彻底愈合。

　　需要说明的是，泻心汤是泻心火的药方，并非对所有荨麻疹或口腔溃疡都适用，有的患者甚至会因药物的苦寒之性而伤了脾胃。只有确实心火旺盛，同时脾胃不虚的人才适合使用这个药方。大家最好还是咨询身边的中医师后，根据自身情况再决定自己是否适合这样调理。

TIPS：

　　●并不是所有的荨麻疹和口腔溃疡都是由心火引起，因此需要在中医师诊断后辨证论治，患者不可自行诊断和服药，以免耽误病情。

　　●莲子心、竹叶心、白茅根这几种食物（药食两用）的寒性，莲子心最强，白茅根最弱，食用时最好用鲜品而不用干品。

　　●心火重同时脾胃虚的人，可以常吃清水煮大白菜以清心除烦。

三、心者，生之本，神之处也，其华在面，其充在血脉
——养心要注意养血

有不少女士向我询问中医养颜的妙方，她们想通过中医调理来改善肤色，想要肌肤更白皙红润。

实际上，每个人的体质不同，肤色也会有所不同，有的人肤色偏白，有的人偏黄，有的人偏红，有的人黝黑，这都是正常的。关键是皮肤要滋润，面色要有光泽，这才是身体健康的表现。如果面色暗淡、皮肤缺乏光泽，很有可能是因为血虚所致。

《黄帝内经·六节脏象论篇》说道："心者，生之本，神之处也，其华在面，其充在血脉。"就是说人的生命活动及思维的产生与心密切相关，心是否健康会体现在面色上，心要靠血脉来充养。如果血虚不能养心，心的功能就会失常，反映在外部就是面色暗淡、皮肤缺乏光泽。

我曾治疗过一个三十多岁的白领，她从事翻译工作，每天要阅读大量的纸质资料，还要经常上网查阅信息，有时甚至会加班到凌晨一两点。在几次高强度的脑力劳动之后，她患了严重的失眠。不管什么时间入睡，2个小时后她就会醒来，醒来后就再也睡不着了，必须听着广播节目才会进入一种似睡非睡的状态，一直到天亮。这样持续了大约半年，当她找到我寻求帮助的时候，我看见她脸色非常差，黄而无

光泽，还有暗斑。失眠、易醒，脸色萎黄无光泽，这些都是典型的心血亏虚的表现。长时间的高强度脑力劳动耗伤了心血，最终导致心血亏虚，从而造成严重的失眠。

中医认为失眠有实证及虚证之分。实证是因为有心火或者胃里有食积、有痰等等，表现为不容易入睡，入睡后多梦；虚证则大多是因为心血亏虚，表现为入睡容易，而睡后容易醒，醒来后再难以入睡。像这位白领那样只睡2个小时就醒来，醒来后难以入睡，就是典型的虚证，应当通过养心血来治疗。

我建议她服用一些具有养心补血作用的药，比如归脾丸。

归脾丸是一个治疗心脾两虚的药，尤其重在补心血，适用于心血亏虚伴脾虚、食欲不振的人服用，能够治疗心脾两虚引起的失眠、疲乏、食欲不振、月经量少或量多而颜色淡。同时我建议她多吃百合、莲子、桂圆、酸枣仁等养心的食品，尤其是酸枣仁，据《神农本草经》记载，酸枣仁性味甘、酸、平，入心、肝、胆经，有宁心、镇静、安神、补肝、敛汗生津之功效。市面上的酸枣糕就是把酸枣仁压成粉，和糯米面混匀，加白糖和水调成糊状后上笼蒸熟而成。这种糕酸中带甜，既开胃，又有养心安神的功效。

失眠给这个白领造成了很严重的影响，因此她按照我的建议，按时服用归脾丸，还经常吃百合、莲子、桂圆、酸枣仁，半个月后，她每天的睡眠时间已经能延长到4个小时，又半个月后，睡眠时间延长到6个小时。服用了2个月的药后，她的失眠症状就完全好了，而且我再见到她时，她的脸色恢复了光泽，甚至更神采奕奕！

这个例子很好地说明了，人的面色是否有光泽是心血是否充足的一个反映。

我还治疗过一个年近六十的老阿姨，当时她因为咳嗽不止到我这儿来就诊。她面色萎黄，皮肤没有光泽，像干了的橘子皮一样。《黄帝内经·五脏生成篇》中提到"色见黄如枳实者死"，就是说肤色像枳实一样黄而没有光泽，是一种坏现象，是体质差或者疾病严重的表现。我通过诊脉和看舌象，诊断其为心血亏虚，而且她的病情比较严重，当即问她是否曾经动过手术，她点头说是。

手术后必定血亏，如果饮食上不加以补养，血没补上来，血脉就不能供养心，加上日后有劳心的事情，就更消耗心血，使心血亏虚，面色无华。

我为老阿姨开了一个治疗咳嗽的方子，嘱她连服7剂。服完药后她打电话来说，咳嗽好了很多，但还是偶尔咳，询问我下一步怎么办。我在上一个方子的基础上减去了一些药，加上了当归和白芍。当归和白芍是养血的药，对补心血有帮助。另外，心是五脏六腑的最高领导，心血补上来了，就能指挥脏腑抵抗其他病症，包括咳嗽。老阿姨又吃了3剂药，就反馈说咳嗽完全好了。

心是君主之官，养心必须要养血。特别是手术后，或者妊娠、小产、人工流产后的女性，必然血亏，一定要注意补血。此时可以食用当归炖乌鸡来食疗：1只乌鸡、10g当归、1块生姜，加水炖4到6个小时即可。临吃前加盐调味，不可用味精，因为乌鸡本身就非常鲜。如果平时内热较重，可以少加或不加当归。

最重要的是，要注意休息，劳逸结合，不能过度进行脑力劳动。

TIPS：

●经常脑力劳动者，尤其加班熬夜者，容易发生心血亏虚，需要劳逸结合，并尽量在午夜前入睡。

●百合、莲子、桂圆（龙眼）、酸枣仁都有养心血的作用，其中百合性微凉，可以清心火；莲子、酸枣仁性平，不寒不热；桂圆性热，多吃易上火。常吃这几种食物可以使面部红润有光泽。

●女士不需要过度追求肤白，皮肤白暂不一定健康，肺气虚的人往往皮肤苍白。美的关键是皮肤明润有光泽。用茯苓、白芷、刺蒺藜磨粉敷面，可起到增白作用。

四、心痹者，脉不通，烦则心下鼓，暴上气而喘
——心脏神经官能症如何调养

近年来，心血管疾病备受重视。随着社会的变革、饮食结构的改变、生活节奏的加快，罹患心血管疾病的人越来越多。

冠心病即冠状动脉粥样硬化性心脏病，罹患该病的人心血管已经发生了器质性病变。冠状动脉因狭窄或痉挛而容易引起心律失常、心绞痛、心肌梗死。

《黄帝内经·痹论篇》说道："心痹者，脉不通，烦则心下鼓，暴上气而喘。"古人没有"冠心病"的概念，他们认为心中烦乱，心口悸动，突然发生的气逆、气喘，都是由于心脉痹阻、心脉不通畅造成的。

心脉痹阻的原因有哪些呢？一是邪气重，例如寒邪、痰湿、瘀血等导致气滞、气不通畅，则经络不能够通畅运行；二是正气虚，包括心胸阳气不足、心血不足。所以在治疗上，一是要祛除寒邪、痰湿、瘀血等邪气，并疏导郁滞的气；二是要振奋心胸的阳气，补养心血。

确诊的冠心病患者可以通过服用医生开的处方药来治疗，那么，那些不能确诊冠心病的人怎么办呢？

不少心律失常和心绞痛发作的人，心电图可能是正常的，心室的射血分数也足够高，无任何异常结果，但自身却感觉到不舒适。其实，这样的情况大部分是心脏的植物神经功能紊乱造成的。

我曾经参加过一个面向中老年人的健康咨询活动，在为某中老年舞蹈队的老人诊脉的时候发现了一个很有意思的现象，舞蹈队中75%的中老年女性都有心脏方面的问题。进一步询问，她们都说常出现心慌、心悸、胸闷和心区疼痛的症状，但是定期体检却没有发现有心脏病、高血压等问题，按理说应该是很健康的啊，怎么会有心慌、心悸、胸闷和心区疼痛的问题呢？

　　通过诊脉，我对这些老大姐们的问题已经掌握了八九分，于是对每一个有这样脉象的人分别询问，果然，她们在日常生活中或特别劳心，或是思虑过重，或情绪不佳。虽然她们每年体检心电图或心脏彩超的检查结果都正常，但因为这些结果只能验证她们的心肌是否缺血、心血管是否有阻塞，而不能全面反映心脏植物神经的情况。

　　人的交感和副交感两大植物神经控制着心脏，如果植物神经功能紊乱，就会导致心慌、心悸、胸闷和心区疼痛。所以临床上有不少更年期妇女觉得胸口不适，但到医院检查却什么问题都没发现，只有笼统地诊断为"更年期综合征"，实际上这很可能是心脏植物神经官能症。

　　古代医圣张仲景在《金匮要略》中论述了胸痹、心痛证，认为心中寒气重、心阴心血不足、气血亏虚、气滞血瘀等都可能会导致心慌、心悸、胸闷和心区疼痛。

　　古人说"心之官则思"，意思是心是用来思考的，如果劳累、思虑过度，就会耗伤心血。情绪不佳，着急、心烦，则会助长心火。心火旺盛的时候，仿佛身体里有一把一直燃烧的熊熊大火，会把人体的有益物质都烧干耗干，也就是中医说的耗血伤阴。

　　想想看，心火一直烧着，晚上该睡觉的时候却翻来覆去睡不着，想东想西，能不消耗能量吗？夜深人静的时候，心火旺的人却总安静不下来，他们烦躁、着急的同时，心气和心血也在发生着损耗。这种情况下，如果到医院进行检查，却没有查出问题，那么人就更着急了。

心脏植物神经官能症，需要多方面的调理。

第一，必须从心理上给予病人安慰和平复，告知病人这个问题是能够解决的，让病人建立信心，摆脱烦躁和悲观情绪。

第二，有抽烟、喝酒习惯的人最好戒烟，限制饮酒。要多到户外参加运动，如爬山、散步或参加球类运动。退休的人最好培养一项娱乐爱好，如养花养鱼，要老有所为，老有所乐。运动可促进气血运行，疏通全身经络；与人交流有利于平和心态，放松心情，避免一个人钻牛角尖地想问题，越想会越焦虑，越焦虑则植物神经功能会越紊乱。

在运动时也可以选择一些传统的活动，比如太极拳、八段锦或简单的呼吸吐纳等。如果实在没条件运动，比如关节炎很严重，不能长时间走动，练习静坐也行。静坐时全身放松，想象从头顶到尾椎贯通一线，然后深而长地呼气、吐气。坐10分钟到20分钟后站起来，拍打两条手臂的内侧，从近心端拍到远心端，两臂各拍打24~36次。

手臂内侧是心的经络和心包的经络循行之处，通过对经络的拍打可以促进这两条经络的气血循环。

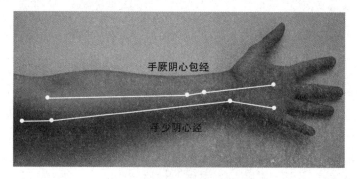

第三，在饮食上，应该多吃百合银耳莲子汤，养心宁心。该汤的做法很简单，取一小碗干百合、一小碗莲子、一小碗银耳泡发，然后加适量冰糖一起煮2~3个小时，最好每天吃一次。还可以把茯苓、莲子、薏苡仁、糯米混匀打粉，每次煮成糊服用，一天一次，也有安心神的作用，而且味道还很好。

以上三点是改善心脏植物神经功能紊乱的自然疗法，也是最自然、绿色、健康的治疗方法。

从生活中得的病，最好在生活中去治疗。如果自然疗法不能解决问题，就说明身体失调十分严重，这时就需要靠药物结合理疗调理。对于神经功能紊乱的情况，中药调理比西药治疗效果更佳。这样的病人一般需要根据体质情况辨证服药，同时配合理疗以疏通经络，并且通常需要一个长期的调理过程。

TIPS：

●心脏的保养，除了要保证心血管健康，心脏的植物神经也要健康和协调。

●冠心病的治疗，西医一般主张终生服药，若配合中药治疗，可以减少西药的药量及减轻西药的副作用。

●冠心病患者是否可运动以及选择什么样的运动方式，因人而异，最好在医师指导下进行。一般来说，静坐、呼吸吐纳、拍打经络等活动对大部分人都适合。

五、寒气客于背俞之脉则脉泣……其俞注于心，故相引而痛

—— 心之病可以用这些穴位来调理

心悸、心痛、胸闷是心病者常有的症状。

心悸患者感觉心跳加速，不能自主控制，严重者仿佛心要从胸口跳出来一样，同时伴有喘不过气的感觉，非常难受。

心痛患者感觉心区疼痛，痛起来像有很重的砝码压在心口一样，或者痛如针扎，同时伴有嘴唇青紫、出汗、四肢无力等症状，严重者会发生晕厥，有生命危险。

胸闷患者感觉心胸憋闷，仿佛有什么东西堵在胸腔里，吸气吸不到底，吸气不畅快，呼气也不能长呼，严重时甚至会感觉憋得快要背过气去。

西医看来，这些症状都是心律失常、心绞痛、心肌梗死的表现，可给予稳定心律、扩张冠状动脉的药物治疗，比如心律平、硝酸甘油。

中医有一些点穴急救的方法，能显著缓解心悸、心痛、胸闷的症状，在心绞痛发作时可应急。

《黄帝内经·举痛论篇》说道："寒气客于背俞之脉则脉泣，脉泣则血虚，血虚则痛，其俞注于心，故相引而痛。按之则热气至，热气至则痛止。"

什么意思呢？《黄帝内经集注》解释道："背俞之脉者，足太阳之脉也。太阳之脉循于背，而五脏六腑之俞，皆注于心，故相引心而痛。

心为阳中之太阳。盖与太阳之气，标本相合，是以按之则热气至。"意思是说，寒气如果侵犯了背部足太阳膀胱经，这条经络就发生凝涩，凝涩后血就不通了，经络的气血就虚，就会产生疼痛（心痛连着背痛）。五脏六腑都要受心的管辖，经络的气血都输注到心俞这个穴位。心本来就是属阳的，所以按压心俞后阳气就会汇聚到这个位置，阳气到位了，驱散了阴寒，疼痛也就缓解了。

心俞位于足太阳膀胱经上，在背部第5胸椎棘突下，正中线旁开1.5寸，大约就是从脊柱向外量1/6背部宽度的位置。平时有心脏方面疾病的人，点揉这个穴位时会有酸、胀的感觉，力度大时还会明显感觉到痛，但按完后会觉得很舒服。而在发生急性心悸、心痛、胸闷时，点揉这个穴位能立即缓解不适。

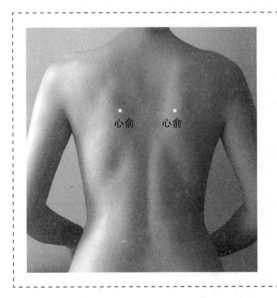

●心俞位于足太阳膀胱经上，在背部第5胸椎棘突下，正中线旁开1.5寸。

北京已故《内经》学家王洪图（北京中医药大学教授，国内知名《内经》学家）曾讲过这样一个案例：有一个冠心病心绞痛的病人，每到夜里十二点心绞痛就发作，吃了很多西药都不见效。王老就让这个病人晚上十点到他家去，为病人针灸心俞这个穴位。第一次针灸后，当天病人心绞痛就没有发作，晚上睡得很香。第二天晚上病人又去做针灸，回家后心绞痛也没发作。但是不能总在晚上十点到医生家里去做治疗啊，双方都不方便。王老就告诉病人心俞的位置，让其每天晚上请家属按揉这个穴位。病人回家后照做，说每次按到这个穴位时，他就有一种热乎乎的感觉。坚持了1个月左右，病人的心绞痛就再也没有发作了。

病人所说的"热乎乎"的感觉，其实就是《黄帝内经》中讲到的"按之则热气至，热气至则痛止"。

治疗心的疾患还有一个特效穴位是至阳，至阳在背部后正中线上，第7胸椎棘突下方。背部正中线是督脉的循行部位，督脉本身就是阳气汇聚的地方，而7又是数字中属阳的数字，所以督脉上第7胸椎棘突下方的穴位叫"至阳"。点按这个穴位能够汇聚心胸的阳气，使阳气至，从而驱散阴寒邪气。

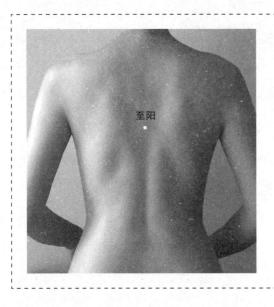

至阳

●至阳在背部后正中线上，第7胸椎棘突下方。

心脏疾患者的至阳周围的皮下组织会有筋节、条索，这是阴寒或阴寒夹瘀血凝聚在筋络间的表现。平时多揉至阳有助于汇聚心胸的阳气，防止心悸、心痛、胸闷的发作。

 我曾治疗过一个反复房颤发作的七十多岁的老太太，由于患病多年，她总是很焦虑，总担心晚上会房颤发作。

老太太身材很瘦小，面色暗淡无光泽，容易疲倦，下楼散步都不敢走出100米，还非常怕冷，别人都穿单衣的时候她还在穿棉衣棉裤。经过望诊和切脉，我判断她是属于心血亏虚而有瘀阻，心胸阳气不足，于是对她进行推拿理疗。当点到她的至阳穴时，我能感觉到她的皮下有些"疙里疙瘩"的结节。我在这个穴位上先点后揉，做完之后她说，感觉好像心里一下放松了，以前总觉得背部十分沉重，现在仿佛卸下了几十斤的担子，特别轻松。而且点穴后的好几天她的房颤都没有发作过。经过药物配合点穴治疗了1个半月后，她已经很少发作了，精神也渐渐好转，现在下楼散步能坚持走1个多小时。

 我还治疗过一个更年期心脏植物神经功能紊乱的妇女，虽经医院检查没有发现冠心病特征，可是她一遇情绪不佳或劳累时就有心悸和胸闷的症状。我同样用按摩至阳的方法，再配合中药治疗，她的心悸、胸闷症状也已逐渐好转。

除了至阳，调理心的疾病的穴位还有劳宫、神门、内关、间使等。

劳宫在手掌心，在第2、3掌骨之间偏于第3掌骨，握拳屈指时中指指尖指向的位置。该穴可以治疗心痛、心神不定，还可以缓解脑力劳动后的深度疲乏。

神门在腕部，腕掌侧横纹尺侧端，尺侧腕屈肌腱的桡侧凹陷处。这个穴位对心悸、失眠、多梦有很好的作用。

内关在前臂正中，腕横纹上2寸，桡侧腕屈肌腱同掌长肌腱之间，也就是前臂正中的两根"大筋"的中间。这个穴位对治疗心悸、心慌、胸闷有很好的作用，同时对胃痛、胃胀也有作用。当心律失常发作时，我们可以用拇指点揉内关，同时深呼吸，这样心律也许就能逐渐恢复正常。

间使在内关以上1寸的位置，作用与内关相似，因此可以两个穴位一起配合点揉。有的老中医认为间使治疗心绞痛的效果很好，在心绞痛发作时使劲点按一只手臂的间使，同时转动另一只手腕，心绞痛能很快缓解。

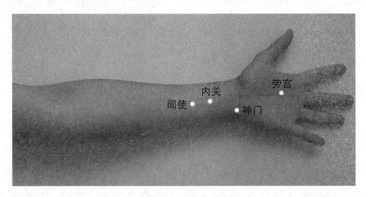

这几个穴位在手掌或手臂上，自己点按操作都非常方便。在不发病的时候，揉一揉这些穴位对心也有保健的作用，可以预防疾病发作。

TIPS：

●心脏功能有问题的人，可以在心俞和至阳皮下摸到条索和结节。用按摩手法拨散这些条索和结节有辅助治疗作用。

●穴位按摩是一种很好的保健方法，起效虽快但不持久，不能完全代替药物治疗，因此可以和药物治疗配合进行。

●发生急性心肌梗死时，建议立即嚼碎吞服3片阿司匹林、6片氢氯吡格雷，含服8粒速效救心丸，再点按内关、间使，同时呼叫120。这样患者发生心源性猝死的概率就会减小很多。

六、心欲软，急食咸以软之，用咸补之，甘泻之
——夏季饮食应偏于咸味以养心

夏天是万物茂盛生长的季节。正如《黄帝内经·四气调神大论篇》说道："夏三月，此谓蕃秀，天地气交，万物华实。"

夏气是与心气相通的，此时心气比较旺盛，如同炎热的夏季一样。此时饮食上要偏于咸味，以养心。

《黄帝内经·脏气法时论篇》说道："心欲软，急食咸以软之，用咸补之，甘泻之。""欲"，就是投本脏之所好，食用顺应本脏的生理特性的食物或药物。也就是说，心是阳气比较旺的脏器，不适合再给它添柴加火，适合食用味咸、具有软坚作用的食物和药物。

现代医学研究发现，夏天出汗过多，人体会流失很多电解质，如钠离子、钾离子、钙离子、镁离子，容易造成电解质紊乱。这时如果不补充电解质，身体的机能就会紊乱。如果钠离子水平低下，人就会精神萎靡、食欲不振、心烦心乱；如果钾离子水平低下，人就会心慌心悸、心律失常。

我们华夏民族的老祖先在《黄帝内经》中就阐明了这个道理，提出要用咸味的食物或药物来补心，实际上咸味的食物或药物就含有大量的钠、钾等电解质。

我在急诊科时曾遇到这样一个病例，一个五十多岁的女性患者因

食欲不振到医院就诊，被诊断为"浅表性胃炎"，服用了很多胃药。她食欲欠佳，每顿只能吃下小半碗粥，而且精神状态非常差。在医院治疗了几天后，家属突然发现她处于浑浑噩噩的状态，睡着了叫不醒，勉强叫醒了也很快又睡着。这就是中医说的"心神涣散"，是因为心气、心血非常虚弱导致不能养神。后来一检查，发现她血液中的钠离子、钾离子含量非常低，医生认为是因为她长期进食少，加上天气炎热大量出汗造成电解质紊乱，因此要求她每天静脉输注大量的氯化钠、氯化钾，同时在饭里加盐，慢慢地她才有了精神。

所以在夏天适量食用偏咸的食物是有好处的。

味咸不单单指味道咸的食物，还包括一些具有软坚作用的食物或药物，比如肉类、蛋类、介壳类。

我曾治疗过一个患心律失常的老年女性。由于屡次发作房颤，她非常焦虑，听电视节目说心血管疾病是由于血管中胆固醇沉积过多造成的，要少吃肉类，于是她吃饭就非常注意，肉吃得很少，鸡蛋和动物内脏完全不敢吃。我为她诊脉后，劝她适当增加肉食的量，最好每天吃1个鸡蛋。

中医认为鸡蛋味甘、咸、平，是平衡阴阳的好食品。

而动物内脏完全不能吃吗？也不尽然。动物内脏中的猪心味咸，能软坚，还能以心补心。民间有一个治疗心律失常的偏方就是用1个猪心包裹1g朱砂，加盐炖汤食用。

这位病人听了我的话，打消了心中的焦虑，开始每天吃鸡蛋，又吃了两次猪心裹朱砂炖汤，加上一些药物调理，现在心律失常已经很少发作了。

当然，过多地食用咸味食物也不好。《黄帝内经》中还提道："多食咸，则脉凝泣而变色。"就是说，食咸味过多会导致血脉凝涩。所以任何事物都是过犹不及。

《黄帝内经·宣明五气篇》中还说道："五味所入：苦入心。"就是说，具有苦味的食物或药物都会对心产生特定作用。

比如大家都知道夏天适合吃苦瓜，因为心气通于夏，夏天心气和心火比较重，吃苦瓜可以泻一泻心火。除了苦瓜以外，具有苦味的茶也可以泻心火，比如绿茶、莲子心泡茶、竹叶心泡茶。

总的来说，夏天适当吃一些味咸的食物有助于养心，吃一些味苦的食品有助于清心火。

TIPS：

●夏季出汗多，可以适当在饮用水里放一点盐，补充丢失的钠离子。

●竹叶心是竹叶中间没有展开的嫩叶卷筒，是一种苦、甘、凉的药材，鲜品泡水可清心火、利小便，但不能当作保健品，过量服用会导致脾胃寒凉。

●猪心炖朱砂是民间治疗冠心病的偏方，但不可常吃。朱砂虽可宁心安神，但含汞，长期服用可能会造成汞蓄积中毒。

第三章 脾的养生

根据中医学理论，脾为后天之本。人体学习和劳动所需的营养物质要靠脾的运化和输送来供给。脾与胃紧密结合。脾胃健运，才能吃得香，营养物质才能用作能量所需；脾胃不健运，则饮食无味，代谢废物还会堆积在体内，形成湿气、痰浊、瘀血等。糖尿病、过劳胖，这些都与脾虚有关。

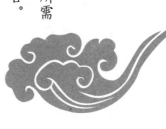

一、脾胃者，仓廪之官，五味出焉
——脾胃功能好，学习和工作才有效率

经常有家长向我咨询：孩子胃口不好，总挑食，上课时注意力总是不集中，老师教的东西记不住。是不是有什么病？

我告诉家长，小儿的"病"就是脾胃不调，尤其是脾的运化功能不强。因为脾胃不调，不能够把吃进去的食物变成营养，也就没有足够的营养供给，小儿就会注意力不集中，记性差，学习效率低。

《黄帝内经·灵兰秘典论篇》中说道："脾胃者，仓廪之官，五味出焉。"就是把脾胃比喻成库房管理员和后勤总部，所有的粮食、武器、衣物都归脾胃管，如果脾胃的功能失调了，就好比后勤供应不上了，军队就没办法打仗，人的各项生理机能也就不能很好地完成。所谓"五味"就是食物中的营养物质。所有的营养物质都要通过胃的受纳、消化和脾的运化而转化成滋养身体的能量。

《黄帝内经》还说到"五味养五脏"，如果脾胃这个后勤总部出问题了，五脏也就得不到滋养，学习和工作自然无法正常完成。

我国改革开放以来物质生活水平有了极大的提高，现如今很少有人会真正饿肚子，可是经历过二十世纪五六十年代的人都有体会，饿是一种怎样的滋味。据经历过的人说：饿到眼珠子都转不动了！

这种说法一点也不夸张，因为脾胃没有食物充养，没有能量供给脏腑的活动需求，当然耳不聪、目不明，连眼珠子也转不动。

有一个经历过饥荒年代的男士，因为在那个年代挨饿太厉害，脾胃损伤太重，脾胃非常虚。而今生活好了，但他的脾胃功能并没有好起来。他经常胃痛，进食后容易肚子胀，虽然食欲很好、食量很大，但是体重并不见长，一米七的个子才54kg。他虽然常开玩笑地说，瘦点好，是模特儿身材，但是他也意识到自己精力非常不足，比别人更容易疲倦，而且一累就觉得四肢特别沉重。这就是脾虚的表现。

这是因为饥饱不节导致脾虚，脾虚不能运化水谷精微，也就是不能够吸收利用营养物质，因此吃再多东西也不长肉，更不能运化能量来供给机体的活动需要，人就特别容易累。脾虚还容易生湿，也即是身体的水液代谢不通畅，过多湿气聚集在筋骨、肌肉间，就容易造成四肢沉重。

这位男士的脾虚就是因为过去挨饿太厉害，损伤了脾胃之气而造成的。

我建议他用山药、茯苓、白扁豆、莲子等四种有健脾作用的食材磨浆长期喝，又为他做了几次理疗，这样慢慢调理后，他的精力越来越好，四肢沉重的症状也缓解了。这就是脾胃之气得到恢复的表现。

那么，如果家里的小儿脾胃不好，不爱吃饭，挑食，注意力不集中，应该怎么调理呢？

首先必须要在饮食结构上加以改变。

小儿都爱吃甜食、冷饮，比如冰激凌、巧克力、蛋糕等，但这些食品要尽量少吃。

《黄帝内经》讲"甘入脾"，就是说甘味的食物和药物对脾有特殊作用。一方面，这些食物和药物可以补脾；另一方面，甘味太过，又会使脾湿加重，影响脾的运化功能。

小儿爱喝冷饮，家长必须加以节制。因为小儿的脾胃功能本身就比较差，特别是脾阳比较弱，如果过多地食用冰冷饮料、冰激凌，就会损伤脾的阳气，削弱脾的运化功能。如果小儿短期内吃甜食或者喝冷饮太多，对主食的摄入肯定会有影响。这是因为吃甘味太过和饮食过冷损伤了脾的运化功能。

除了不食用过多的甜食和冷饮外，在小儿平时的菜肴中应增加一些具有健脾作用的食材，如山药、白扁豆、冬瓜。消化功能差的小儿也可以吃山楂做的零食。

最好的健脾方法还是鼓励小儿多参加体育锻炼。运动后，小儿肯定会胃口大开，吃饭非常香，相反，那些整天坐在家里不爱动的小儿，胃口一定不好。

《黄帝内经·太阴阳明论篇》说道："四肢皆禀气于胃，而不得至经，必因于脾，乃得禀也。"就是说，脾的运化把营养都输注到四肢，同时，四肢的活动也能够助长脾气的生发，所以参加体育活动能够加强脾的运化。

如果小儿长期脾胃不好，精力非常差，不喜欢活动和玩耍，此时就需要家长辅助做一些理疗，比如捏脊。捏脊前先在小儿背上抹爽身粉或痱子粉，家长两手沿着小儿脊柱的两旁，用拇指和食指或拇指和中指把小儿背上的皮捏起来，边提捏，边向前推进，由尾骶部捏到颈项部，重复3～5遍。为加强疗效，在挟提到脾俞、胃俞等穴时，可加重挟提力量，并用力向上提捏一次。

这样调理一段时间后，小儿的脾胃功能一般都能恢复正常。当脾的运化功能恢复，能做好"后勤工作"时，小儿的生理活动所需的能量就有了保障，学习效率就能够提高。

一些年轻女性为了减肥，过度节食，每天只吃一点点东西，还说"不饿"。

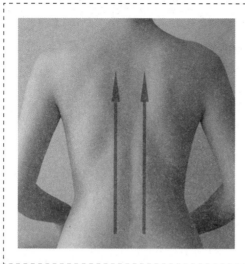

●小儿捏脊时，从尾骶部捏到颈项部。

其实，当人只吃少量食物或者不吃饭也不饿的时候，脾的运化功能已经失调了，它已经在"罢工"了。这对脾胃的损伤非常大，当再想恢复对食物的好胃口时，恐怕已经吃不下了，或者一吃就恶心呕吐、腹泻。这种情况下脏腑得不到营养，身体机能肯定不正常，人就会出现注意力不集中，工作效率低下，心情抑郁、悲观，头晕，月经量少或闭经等表现。这样节食造成的瘦身材肯定不符合健康美，而且肤色也会变得暗黄，皱纹也会增多，这又是何必呢？

TIPS：

●儿童脾胃功能的调理是一个长期的过程，仅仅靠药物治疗很难长期奏效，而且儿童会抗拒吃药。因此可以通过食疗、运动和捏脊相结合来调理。

●成人脾胃功能的调理需要注意忌口，味道太极端（如过辣、过酸、过甜、过冷）的食物容易诱发胃痛，且损伤脾的运化功能。

●过度节食可能导致厌食症。患厌食症后有可能会出现神经—内分泌功能紊乱，胃会抗拒食物，最后粒米难进，甚至器官严重衰竭。所以过度节食并不可取。正确的减肥方式是适量控制饮食+合理运动。

二、诸湿肿满，皆属于脾
——无名水肿要通过健脾来调理

脾是主运化的脏器，包括运化食物和运化水液。当脾虚不能够很好地发挥运化功能时，除了五脏得不到营养滋养，水液的代谢也会发生障碍，出现肢体水肿。

《黄帝内经》中论述"病机十九条"时说道："诸湿肿满，皆属于脾。"就是说，大多数湿和肿胀类疾病都跟脾有关系。

有许多更年期妇女会发生小腿肿胀，一般下午比较明显，用手在小腿骨前面一按就是一个坑。这与情绪不舒畅，肝郁克脾（肝属木，脾属土，木郁滞就会克土），脾与水液的代谢失常有关。

我曾治疗过一个五十岁的小腿肿胀的妇女，她正处于更年期，情绪多变，经常跟家里人生气。她从三十多岁开始就有小腿肿胀的症状，按压胫骨前和脚踝处，凹陷迟迟不能回复。因为听说水肿是由于肾病引起的，因此她到医院做了几次肾功能检查，但都没有发现异常。

她早就习惯了这种水肿，觉得不影响吃饭、睡觉，就没有在意。

后来因为体检发现糖尿病，这位妇女来咨询日常降糖的饮食。我建议她多吃冬瓜、薏苡仁、山药，这几种食品都有一定的降糖作用。冬瓜皮加生姜片煮水喝，还有祛湿的作用。

这位妇女照这样吃了几个月后来复诊时自诉，血糖控制得不错，而且小腿肿胀的症状也缓解了，以前每到七八月份就肿得厉害，今年却没有再犯病了。

治疗水肿实乃治疗糖尿病的意外之功，也印证了《黄帝内经》中所说的水肿与脾的关系。因为冬瓜、薏苡仁、山药除了有健脾的作用外，冬瓜、薏苡仁还有祛湿的作用。常吃这几种食品，把脾气补起来了，水液的运化正常了，小腿自然就不肿了。

肝硬化造成的腹水也与脾有关联，可通过健脾利水来治疗。

已故北京名医、清代御医传人赵绍琴的医案中就记载过用三淡汤治疗肝硬化腹水的经验。赵老认为肝硬化腹水的一个发病环节是脾阳不振，用淡附片、淡吴茱萸、淡干姜组成的三淡汤治疗能收到奇效。

赵老的病案中记载了一个患肝硬化腹水多年的患者服用三淡汤后，一天腹泻6次，泻出来的都是浊水。本来家里人非常担心，怕他腹泻太多次，容易虚脱，可是病人却说：已经好久没有这么舒服，仿佛卸下了十几斤重的担子，身体都轻松了。当他泻完后，腹水果然消退了。接着赵老又用一些疏肝、健脾、活血的药物为他调理了一段时间，他的身体状况大有好转。

除了运用健脾的药物来治疗水肿外，脾经的一些穴位对此也有疗效。比如阴陵泉和地机。

阴陵泉在胫骨内侧髁后下方，约胫骨粗隆下缘平齐处取穴。阴陵泉是脾经的合穴，点揉该穴对治疗小腿水肿、阴囊水肿都有作用。地机在阴陵泉下方3寸，也能治疗水肿。两个穴位一般配合使用，用左手拇指点左腿的穴位，找准位置后先点按，然后拇指朝逆时针方向揉动；右手拇指点右腿的穴位，找准位置后先点按，然后拇指朝顺时针方向揉动。经常出现小腿、脚踝水肿的更年期妇女，常点揉这两个穴位会有消肿的效果。

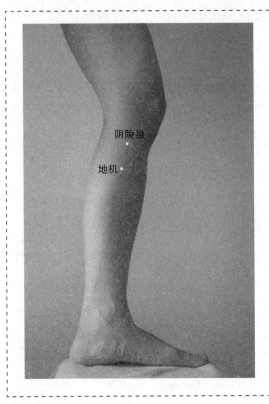

阴陵泉

地机

●阴陵泉在胫骨内侧髁后下方，约胫骨粗隆下缘平齐处。

●地机在阴陵泉下方3寸。

不管哪种原因造成的水肿，经常食用冬瓜、山药、薏苡仁都是有好处的，尤其是对糖尿病病人来说，这几种食物还有降糖的功效，是物美价廉的保健食品。

TIPS：

●现代医学认为，肢体水肿与肾功能不全、低蛋白血症、静脉回流障碍、淋巴回流障碍、B族维生素缺乏等多种因素有关，对于以上病因，中医用健脾利水的方法能达到一定的治疗效果。

●山药、薏米（薏苡仁）经药理学研究确有降糖作用，糖尿病病人可以加在米饭里蒸着吃，代替部分主食。

●冬瓜皮比冬瓜肉祛湿作用更强，煮冬瓜汤时带皮一起煮，有祛湿利水的作用。

三、湿化于天，热反胜之，治以苦寒，佐以苦酸
——你为什么比别人更爱上火

很多人有这样的苦恼：爱上火。表现为经常脸上长痤疮，或者牙痛、唇干、便秘。如果吃一些清火药症状就会稍微缓解，但是过几天后又上火了。这可怎么办才好呢？

当遇到这样的问询时，我通常会反问他们："你说的上火后便秘，是大便一直干结，还是大便头一截干，后面是稀软的，不成形？"

如果是后者，那就不是单纯的上火，还和脾虚有关系。

据我们观察，脾虚的人比脾胃功能好的人更容易上火。

《黄帝内经·至真要大论篇》说道："湿化于天，热反胜之，治以苦寒，佐以苦酸。"就是说，湿气旺盛到一定程度，就会转变成热，因此要用苦寒清热来治疗。脾是主湿的，但是如果吃下去的食物不能很好地运化，特别是吃过多味甘的食物（中医叫膏粱厚味），比如大鱼大肉、奶油蛋糕、巧克力、海鲜，就会造成体内湿气过重，而湿积累到一定程度，不能代谢出去，就会在体内蕴成热。所以脾虚的人更容易上火，常吃膏粱厚味的人也更容易上火。

有个亲戚家的小男孩，从小就喂得特别精，吃最好的配方奶粉，吃鸽子蛋，吃鲫鱼肉剁成的鱼泥，吃大虾。可是问题就出来了：由于从一开始添加辅食时就没有添加任何蔬菜类食材，他到了五六岁时就

拒绝吃蔬菜，只爱吃肉。这个小儿便秘、口臭非常明显。殊不知小儿的脏腑是非常轻灵的，应该口里一点气味也没有，如果小儿口臭，一般和吃太好、吃太精、不吃蔬菜有关系。

小儿的脾胃功能发育不完善，脾气本身就比较弱，吃太多膏粱厚味就会生脾湿，脾湿又会化火。

家长们往往以为大虾、鱼泥是高蛋白的食物，应该多吃，可是这些"高蛋白"并不能够被小儿柔弱的脾胃所消化，反而变成了小儿体内的垃圾，并产生异常的热量，吸收了肠道中的水分，引起小儿便秘。当排泄的通道不畅通时，肠道的食积就连同粪便一起发酵而产生异常的气味，导致口臭。

所以，在给小儿添加辅食时应该注意添加蔬菜类食材，使小儿在味觉发育时就能够接受蔬菜的味道。不能一味地喂高蛋白和精致饮食，这样反而是害了小儿。

后来，为了治疗这个小儿的便秘和口臭，我给他开了泻心汤这一药方。药方出自《伤寒论》，由黄连、黄芩、大黄三味药组成，用沸水冲泡服用。小男孩喝了1剂药后，排出了几截很硬很臭的大便，随之口臭的情况也消失了。

我嘱咐家长，泻心汤虽然可以泻火，但性味苦寒，不能经常喝，否则容易造成脾胃功能受损。改善小儿便秘和口臭的关键，除了要调理脾胃功能，同时增加膳食纤维的摄入外，还要从饮食结构、运动等方面调理。

金元时期有个大医学家叫李东垣，他的著作《脾胃论》里说得很清楚：脾胃一虚，人体里的阴火就要作乱。这种阴火不是推动生理活动的正常能量，而是一种致病性能量。所以说，脾虚的人容易上火。总爱上火的人，也要反思一下是不是脾虚造成的，如果是的话，则不能一味吃清火药，重点是要调理脾胃。

TIPS：

●脾胃虚的人，可能比脾胃功能正常的人更容易上火，而且夏季更容易中暑。

●脾虚的判断方法：舌两边有齿痕，提示脾虚；大便不成形，或者粘便池，不容易冲掉，提示脾虚；餐后倦怠思睡，提示脾虚。

四、思则气结……思伤脾
——怎么去解开相思之苦

有首流行歌曲唱道："思念是一种很玄的东西。"

思念之情是一种美而带着点伤感的感情。古人说的"衣带渐宽终不悔，为伊消得人憔悴"，"十年生死两茫茫，不思量，自难忘"，就是描述因为思念之情而忧愁伤神的感觉。

过度的思念却是有伤身体的。

《黄帝内经·宣明五气篇》中说道："思则气结。"《黄帝内经·阴阳应象大论篇》又说道："思伤脾。"就是说，过度的思虑和思念会使气结聚，不能通畅运行；思虑和思念会损伤脾，使脾的运化功能失常。

大家可能都有过这样的体验，当特别专心于一件事情，思虑过度时，就会忘记吃饭，而且丝毫没有饥饿的感觉，这就是所谓的"废寝忘食"。而过度思念某个人时，更是不想吃、不想喝，吃再好的东西都没滋味，这就是"茶不思，饭不想"。过度的思虑和思念会造成脾气不能够正常运行。

思虑本来是做事成熟的表现，思念也是一种美好的情感，文学家借思念之情才有了无数感人的作品。可是任何事情都不能过度，过度的思念就会有损身体了。

北京已故《内经》学家、北京中医药大学王洪图教授曾治疗过这样一个案例：一个十九岁的女孩因为暗恋一个男生，却不好意思开口，终日单相思，最后不吃饭也不喝水，一个人待在家里，没人的时候就自己哼哼歌，而且总想唱歌。家长认为女儿肯定是病了。王教授想到女孩总想唱歌，而《黄帝内经》中说到"脾在声为歌"，她一定是由于单相思，过度思念伤了脾，才出现不吃不喝、总想唱歌的病症。于是用了调理脾胃的方法来治疗。经过药物治疗大约2个月，又加上心理疏导治疗，女孩终于恢复了健康。

我曾经治疗过一个三十多岁的白领女性，她是一个脑力劳动者，由于过度专注于工作，整天耗费思量，损伤了脾，胃口很不好，吃一点东西就肚子胀，特别是晚上，只能喝麦片。这样持续了大约半年，当她找到我寻求帮助的时候，我看见她身体很瘦弱，脸色黄而无光泽，还有暗斑。于是判断她是心脾两虚，给她开了健脾养心的中成药治疗。

每个人的体质和具体情况都不同，具体需要吃什么药物最好咨询专业人士再决定。其实最好的治疗手段不是病了以后再吃药，而是应当尽量避免过度的思虑，想办法解开自己的相思之苦。

须知道，任何相见与相知都是一种缘分，缘分来时相聚，自然心中有无尽的甜美，缘分去时离散，也不必苦苦强求。

清代仓央嘉措写过的一首诗很有哲理："但曾相见便相知，相见何如不见时。安得与君相决绝，免教生死作相思。"

如果相思如此苦恼，人生何必有那么多相知相识，若是如此，还不如不相见！

《黄帝内经》中有一个简单的缓解这种思虑之苦的方法：唱歌。因为"脾在声为歌"，唱歌可以疏导脾经郁结的气。所以放声歌唱一下，有利于身体健康。现在很多人在完成了一项工作后，或在相思不能解除时，去卡拉OK高歌，也是一种疏导脾气的方法。

还有一个方法就是多参加体育锻炼，尤其是户外运动，沐浴在灿烂的阳光下，活动四肢，将郁结的气宣散出去。《黄帝内经·太阴阳明论篇》说道："四肢皆禀气于胃，而不得至经，必因于脾，乃得禀也。"就是说，脾的运化把营养都输注到四肢，同时四肢的活动也能够助长脾气的生发，所以体育活动能够加强脾的运化，还能改善因思虑过度导致的抑郁心情。

天下没有解不开的结。过度的思虑或相思之苦于身体无益，很多事情等待时间的沉淀，再回头去看，已然是云淡风轻，这才明白，当初何必执着！

TIPS：

●思虑过度导致没有食欲时，可以先把手上的事情放一放，做一下其他事情，转移注意力。同时吃一些具有醒脾开胃作用的食物，比如柚子、橙子、西红柿、山楂。

●针对心情抑郁，现代医学也提倡运动疗法。运动时大脑会产生内啡肽，使人心情愉悦。同时参加户外运动，沐浴阳光，有助于合成5-羟色胺，也能使人心情愉快。

五、视其病，缪刺之于手足爪甲之上，视其脉，出其血

——神奇的刺络法和拔罐法治疗脾的病症

中医学有许多神奇的疗法，堪称最自然、最绿色的疗法，不需要复杂的仪器或昂贵的药物，只需要一根针或几个罐子，甚至用手指就能完成。比如针刺法、拔罐法、点穴法、推拿法等。

刺络法就是这些自然疗法中的一种，是用针刺激人体的络脉，有时需要放出约0.1 ~ 0.5mL血，以达到治愈疾病的目的。《黄帝内经·缪刺论篇》说道："视其病，缪刺之于手足爪甲之上，视其脉，出其血，间日一刺，一刺不已，五刺已。"就是说，根据人的病症，选择手足末端的穴位，针刺络脉，放出少量血，隔一天针刺一次病就能好。如果针刺一回病仍不好，就针刺五回。

刺络法可以治疗女性月经淋漓不尽。中医认为脾主统血，血的正常运行要靠脾的气来统摄，如果脾虚不能完成这项工作，血就会从异常的途径排出，比如月经淋漓不尽、尿血，再比如紫癜等皮下异常出血。针刺脾经的隐白可以治疗这些异常出血的病症。

我曾治疗过一个四十八岁的妇女，她快到绝经期了，经期紊乱，月经有时两个月不来，有时持续十几天。她本来以为这是绝经前的正常表现，因此并不在意，可有一次月经期持续了将近一个月，于是问我该怎么办。我就想到了针刺隐白进行治疗。

隐白在足大趾内侧，距离大趾甲内角0.1寸。这个穴是个治疗崩漏的特效穴。但针感很痛，不能久刺。

我用针灸针迅速地刺其隐白穴，飞快地捻转、起针，第一天刺了左脚，第二天再刺其右脚。这样刺了两回后，她的月经就干净了。她觉得非常神奇。

因为担心下一次又出现这种月经淋漓不尽的情况，她问我：如果没有医生，她可不可以自己刺这个穴位，我告诉她找准了穴位，就可以自己操作。每次针刺前用酒精消毒皮肤，用测血糖的一次性弹针迅速进针就可以，若是出一点点血，则效果更好。

脾经上还有一个穴位可以治疗皮肤瘙痒、荨麻疹，那就是血海。血海在大腿内侧，髌底内侧端上2寸，当股四头肌内侧头的隆起处。这

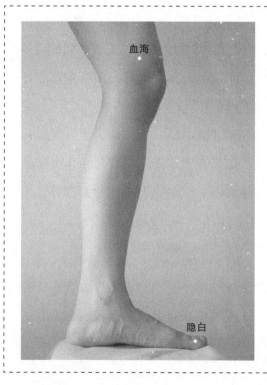

血海

隐白

● 血海在大腿内侧，髌底内侧端上2寸，当股四头肌内侧头的隆起处。

● 隐白在足大趾内侧，距离大趾甲内角0.1寸。

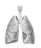

个穴又叫"百虫窠"。

古人认为一切瘙痒性皮肤病都是由虫引起的，"百虫窠"就是治疗瘙痒性皮肤病的穴位。找准穴位后，用针迅速地刺一下，放出一点血来最好，如果不能放出血来，可以立刻在上面扣一个火罐或者真空管，把瘀血吸出来。

中医还有许多刺络放血治疗急性病症的方法。比如耳垂放血治疗扁桃体炎，少商放血治疗咽喉痛，中冲放血治疗神昏，委中放血治疗腰痛。这些都将在以后的篇章里详细介绍。

TIPS：

● 中医认为，月经淋漓不尽与脾不统血有关。西医认为，月经淋漓不尽与性激素紊乱有关，也可能与子宫或者子宫附件的病变有关。建议患者先查性激素水平，做妇科彩超后再决定治疗方案。

● 血海除了可以治疗皮肤瘙痒外，还可以治疗月经不调和肥胖症。

● 中医的刺络放血法与西医早先的放血疗法不同。刺络放血是在经络上快速针刺后，放出 0.1～0.5mL 血。现代医学研究证明，这种方法可激活人体的免疫系统。西医最初的放血疗法需要切开静脉，放出几十毫升血，现在早已经弃用。

六、饮入于胃，游溢精气，上输于脾
——你为什么比别人更容易发胖

有些人有这样的感叹：为什么别人怎么吃都不胖，自己稍微贪吃一点，就发胖了？甚至有些人吃得并不多，工作也很忙，本来以为忙碌后会消瘦，却越忙越胖。这是怎么回事呢？

现代医学认为，肥胖跟遗传因素、饮食结构不合理以及能量摄入过多或消耗过少等相关。在中医看来，肥胖者多数有脾虚的因素。脾主运化，能将吃进去的食物转化为机体需要的营养物质，并运送到需要的脏腑，再把多余的代谢产物排泄出去。

《黄帝内经·经脉别论篇》说道："饮入于胃，游溢精气，上输于脾，脾气散精……"意思是说，饮食进入胃中，精微的营养物质要输送到脾，再由脾的运化功能将营养输送出去。

如果脾虚，人体不能正常运化，则吃进去的东西就不能转化为营养，不能供给身体活动所需，反而堆积在体内，变成废物，这就是"赘肉"形成的原因。

前面说了，脾是仓廪之官，是"库房管理员"，脾本来应该贮藏了很多能量来供给脏腑运作，可是当脾虚时，"库房"里的贮存就成为了不能利用的垃圾，也就是中医所说的湿气、痰浊、瘀血。

为什么有的人明明吃很少，刻意节食，却还是容易发胖，仿佛喝水也长肉呢？

这是因为其脾的运化功能差，虽然摄入少，但不能转化为供给身体所需的营养，反而变成代谢废物。在此基础上，若是饥饱不节，便更容易使脾气越饿越虚。

为什么有的人工作很劳累，却没有因为消耗变瘦，反而越来越胖呢？

这是因为劳倦耗气。脾气损耗后，更无力运化水谷，造成代谢废物堆积愈来愈多。这就是"过劳胖"。

现代医学和营养学研究发现，当人长期节食，习惯于摄入过少后，机体就会调低代谢率，以减少肌肉收缩、减少脑力活动等方式来减少能量的消耗。所以节食减肥刚开始很有成效，后期却未必有用。而且长期缺乏一些必需的氨基酸和微量元素，有可能会造成病理性发胖。

人在过度劳累，尤其是长期熬夜后，胰岛素的分泌也会出现问题，会使血糖升高。同时胰岛素的受体也会出现问题。脂肪的代谢需要胰岛素的参与，而长期过劳会造成脂肪代谢紊乱，反而更容易导致腹部脂肪堆积。

这与中医所说的"劳倦耗气""脾虚生痰湿"的理论相符合。

所以，单纯依靠节食和操劳，并不能使人获得好的身材，也不能收获健康。

正确的减肥方式是控制饮食，减少高糖、高脂肪的摄入，同时适度运动。

疏通脾经可以调理脾的运化功能，对减肥有一定的帮助。在这里介绍两个疏通脾经的方法。

一是敲打脾经。足太阴脾经从大脚趾底下出发，沿着大腿内侧前沿一直走向腹部。敲打脾经的目的是祛除脾经的湿气、痰浊、瘀血。敲打方式应该是从上到下，从大腿根敲打到脚踝内侧，重点点揉血海、阴陵泉、地机、三阴交。每天1～2次。

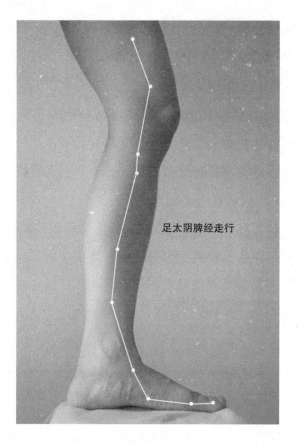

足太阴脾经走行

二是在脾经上拔罐。拔罐在古代被称为"角法"，因为古代是用空心的牛角来拔罐，现代则有玻璃罐、真空抽气罐，大家可以根据自己的情况选择合适的工具。一般专业的医师用玻璃罐点火使用，这样既有真空吸附的作用又有火的温热作用，而一般家庭为了操作方便也可以用真空抽气罐。拔罐时沿着脾经的走向进行操作，重点要拔血海、阴陵泉。大家留心的话就会发现，脾经在大腿的走向往往就是腿部赘肉最多的地方（大腿内侧）。有的人拔罐后会留下或紫或红的罐印子，这是好现象，说明经络中的湿气、痰浊、瘀血在向外驱散。如果坚持拔一段时间，隔两天一次，这种或紫或红的罐印子会越来越淡，最后完全消失，也就说明脾经的功能在慢慢恢复。

除了大腿上的赘肉之外，肚子上的赘肉也是肥胖者的"心头之患"。脾经在腹部的分布是沿着正中线旁开6寸的位置，与腹部正中线（任脉）平行，可以用推腹的方法来减去多余的赘肉。方法是平躺，两只手掌重叠，沿着脾经从肋下一直推到腹股沟处，每一侧各推6下，推完脾经再推任脉，这样有助于疏通脾经的经气，排出腹部的浊气、浊水、浊便。

正所谓"大道至简"，真正好的治疗方法其实并不复杂，不需要复杂的仪器，也不需要昂贵的药物。用敲经法、拔罐法和推腹法就能够治疗很多与脾相关的病症，而且操作简便。

希望每一个因减肥而苦恼的人，都可以回归到自然、健康的生活状态，采纳本书中简便廉验的方法，早日恢复轻健的身材！

TIPS：

●劳动并不能代替运动。虽然劳动也能消耗能量，但运动对骨骼肌群的锻炼更加显著。胰岛素的受体分布在骨骼肌中，骨骼肌发达的人胰岛素受体更多，对糖和脂肪的代谢更快，更不容易发胖。

●山药、冬瓜、茯苓等药食两用食材具有健脾的作用，多吃这些食物代替部分主食，有减肥作用。

●过度劳累，尤其熬夜，容易引起内分泌紊乱和植物神经功能紊乱，除了"过劳胖"以外，还可能出现糖耐量减低、脂代谢异常、睡眠障碍、脱发、月经不调等病症。工作族需要合理安排时间，劳逸结合。

七、脾欲缓，急食甘以缓之，用苦泻之，甘补之
——脾虚时要用甘味的食物来补，脾湿时要用苦味的食物来泻

凡是具有甘味的食物都有一定的补脾作用，例如瓜类中的冬瓜、南瓜、丝瓜，豆类和干货中的白扁豆、黄豆、芡实、莲子、薏苡仁等。甘味是滋补之味，甘入脾，可以滋补脾。冬瓜、薏苡仁既能健脾又能祛湿，是天然的食疗品。身体有水肿表现的人可以经常吃冬瓜加薏苡仁煮汤，再加几片生姜还可起到"醒脾"的功效。

前面说"思伤脾"，过度思虑的人损伤了脾气，可以吃一些味甘的食物来调养。但是甜食不能够多吃，吃多了就会生湿。脾湿重了反而阻碍脾的运化，此时则需吃苦味的食物或药物调理，因为苦有燥的特性，能够燥湿。正如《黄帝内经·藏气法时论篇》说道："脾欲缓，急食甘以缓之，用苦泻之，甘补之。"脾本身是适宜用甘味的食物来补养的，但是当脾有湿时，就要用苦味的食物或药物来泻。

随着人们饮食结构、生活习惯的变化，罹患糖尿病的人越来越多。我国是糖尿病大国，糖尿病的发病率非常高。

中医认为糖尿病的发病机理是阴虚燥热，与脾虚有重要关联。血糖的异常升高其实也属于脾不运化、代谢异常的表现。美籍华人中医倪毛信博士的著作《身体自愈的秘密》在美国和中国一度十分畅销，书中就提到：中医所说的脾其实包括脾—胃—胰腺系统，糖尿病的发生和脾有关联。所以我们可以通过健脾来达到治疗糖尿病的目的。

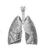

长期食用冬瓜、薏苡仁、山药就有健脾降糖的作用，因为这几种食材都属于甘味，有补脾的作用。我总是建议糖尿病病人多吃这几样食物，如果是兼有水肿的病人，还可以用冬瓜皮煮水当饮料喝，因为冬瓜皮既能利水又能降糖。现代药理研究发现，冬瓜、冬瓜皮、薏苡仁、山药里面含有多糖类物质，能够改善2型糖尿病的胰岛素抵抗，并增强机体的免疫力。

在此，我给大家介绍几个简单的健脾降糖的食疗方：

五色杂粮饭：绿豆20g、红豆20g、玉米粒50g、粳米100g、黑豆30g，共煮成饭食用。用青赤黄白黑五种颜色的粮食煮成的杂粮饭，有补益五脏的作用。绿豆味甘性寒，红豆味甘性凉，玉米、粳米、黑豆味甘性平，五者搭配，具有健脾、益气、润燥、清热的作用，适用于治疗脾虚、阴虚燥型的糖尿病。

南瓜茯苓糕：南瓜200g，削皮蒸熟；茯苓50g，打粉；糯米粉100g。将熟南瓜碾成泥，与茯苓粉、糯米粉混匀，调成稀糊状，盆底抹少许食用油，将南瓜茯苓糯米糊装盆，上笼蒸熟，切块食用。《本草纲目》中提到南瓜甘温，无毒，能补中益气，是补脾的天然食疗食材；茯苓健脾、宁心、利水；糯米又名江米，味甘、微温，有暖脾胃补中气之功。三种食材蒸成的糕具有健脾降糖的作用，还可以代替主食。

玉米沙参老鸭汤：老鸭1只、老玉米2根（切成段）、沙参50g，加生姜1块（拍破）炖2小时后，调入适量食盐，喝汤吃鸭肉。鸭肉味甘性寒，玉米味甘性平，沙参味甘性凉，三种食材一起炖汤，有健脾生津清热的作用，长期食用能够辅助降血糖。

扁豆冬瓜炖猪肚：猪肚1个（剖开）、白扁豆50g（泡发）、冬瓜500g（削皮切块），加生姜1块（拍破）炖2小时后，调入适量食盐，喝汤吃食材。猪肚以胃补胃，有健脾胃的作用；白扁豆味甘，有补中气的作用；冬瓜有健脾利水的作用。扁豆冬瓜炖猪肚有健脾益气、辅助降糖的作用。

苦瓜薏米炖猪肚：猪肚1个（剖开）、苦瓜2条（去瓤切片）、薏米50g（泡发），将苦瓜片和薏米填进猪肚里，加生姜1块（拍破）炖2小时后，调入食盐，喝汤吃食材。这个食疗方借用了猪肚、薏米的味甘补脾和苦瓜的味苦燥湿，既能补脾又能祛湿，尤其适用在长夏季节（阳历7、8月份）暑湿盛时服用。

有糖尿病的人服用以上几个食疗方可以辅助降糖，没有糖尿病的人平时多吃以上食疗方也可以健脾胃。脾胃是为身体各项生理机能提供能量和营养物质的脏器，是"仓廪之官"。脾胃健运了，我们机体的"仓廪"才充足，后勤才完善，身体才能健康，学习和工作才有效率。

TIPS：

●恋爱中的人喜欢巧克力甜蜜略苦的味道，就是因为"思伤脾"，身体自动地需要摄入甘味的食物以补脾。

●食疗时若选用沙参，需要留意沙参的品种。《本经逢源》中说："沙参有南北二种，北者质坚性寒，南者体虚力微。"用作食疗时最好选用北沙参，因为北沙参味道偏甜，南沙参味道偏苦。

●大部分糖尿病病人都有脾虚的表现，因此罹患糖尿病的朋友可以对照本文观察一下自己是否有脾虚表现，或者向正规的中医师咨询，辨明自身体质。

第四章 肺的养生

中国传统医学认为，肺主气，司呼吸。胸中之气的充盈，有赖于肺吸纳自然界的清气；浩然正气的养成，也离不开肺的宣发肃降和治节功能。

但，『肺为娇脏』，我们的肺并不是铜墙铁壁，不足以抵御全部的外界邪气，它尚需我们主动避开风寒、风热，而且需要清凉滋润的养分来滋养。

一、肺者，相傅之官，治节出焉
——肺的功能失调可能造成身体其他系统的紊乱

肺是五脏中位置最高的脏器，居于胸腔顶端，所以中医称"肺为华盖"。

肺在五脏中的地位非同小可，是身体里的"二当家"。正如《黄帝内经·灵兰秘典论篇》中所说："肺者，相傅之官，治节出焉。"意思是，肺就像宰相一样，辅助君主（心）的功能，治理和调节身体的各项机能。

中医所说的肺，其实不仅仅指西医学的肺脏，而是包括了肺脏在内的呼吸系统和一部分肠道系统组成的功能系统。中医学中，肺与大肠相表里。

《灵枢》中说："肺，手太阴之脉，起于中焦，下络大肠……"肺与肠道通过经络（手太阴肺经）相关联。这种功能系统在机体功能运转中起着治理、调节的作用。因此，如果肺的功能失调，身体其他系统也会出现紊乱。如同朝廷中没有了宰相，缺乏治理。

有许多老年人，在发生肺系疾病时没有明显的肺病的表现，而是表现为其他系统的问题。比如老年人肺炎会表现为不爱喝水、食欲不振、大便秘结、精神萎靡或精神恍惚。这就是肺的功能失常造成了机体脾胃功能和神志的失常。

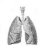

有这么一个例子：2008 年北京奥运会的时候，有很多外国人坐飞机到北京来观看比赛，一名六十多岁的外国人在飞机降落后被发现昏迷在座位上，大家本来以为是高空反应诱发了脑血管病，认为非常棘手，便急忙将其送到医院抢救，某三甲医院急诊科接诊后才查明是肺炎。经过针对肺炎的一系列治疗，这位外国友人恢复了意识。

这件事反映了肺的调节功能的重要性，如果肺的功能失常，缺乏对各脏腑的调节，连意识都会出问题！因此，我们要注意，如果家中的老人近几天精神萎靡，意识恍惚，还应该要考虑肺系疾病的可能。

我在急诊科遇到的一位七十多岁的老年人，因为食欲不振来看病。他连续几天胃口很差，每顿只能吃下一个小馒头，不吃也不饿。后经检查，他不是脾胃有问题，而是大叶性肺炎，中医辨证是痰热壅肺。经过一段时间的清肺化痰治疗，他的胃口恢复了，精神状态也好转了。

所以肺的疾病会影响到食欲。

肺与大肠相表里，肺的功能失调特别容易造成大便性状的改变。一种情况是造成腹泻，一种情况是造成便秘。

有的人有过这样的经历，一感冒就腹泻，感冒好了腹泻也就好了。还有的人一感冒发烧就便秘，可能五天都解不出大便。其实这就是肺经外感风寒或风热造成了大肠的功能失调。

中医古籍经典《伤寒论》中就记载道：高热不退，每到下午 3 点左右热度加重，意识不清的人，必定是肠道里有燥屎，通燥屎以泻热，则体温就会随之下降。

如果患者发热很多天，热度不退或者退了又升，此时便要注意观察患者大便的情况。

肺经的疾病也会造成头痛。

我曾治疗过一个五十多岁的家庭妇女，她感冒后咳嗽、流涕，自行服用扑尔敏治疗，但疗效不佳，过了几天后反而又出现了头痛，以前额和两侧痛为主，痛起来甚至影响正常劳动。

我为她诊脉、望舌后判断，她的头痛是由于肺经感受了寒邪，肺里有痰，阻碍了气的升降而致。于是给她开了个清肺化痰的方子，她服药后头痛好转了，咳嗽、流涕也好了。

肺经的疾病也可能造成耳聋耳鸣。

江南名医干祖望是著名的中医耳鼻喉专家，他的医案中曾经记载过这样一个案例：有位中年妇女去找干老治疗耳鸣，干老问她，耳鸣什么情况下加重，什么情况下减轻。那位妇女说，耳朵里无时无刻不在嗡嗡响，只有一种情况会好转，就是上厕所解大便的时候。干老考虑了很久，为什么解大便耳鸣就好转？唯一的可能就是大便时人会惬气，胸中的气惬足了，肺的气也就足了，耳朵就不鸣了。于是判断她是由于肺气虚造成了耳鸣，用了补益肺气的方法治疗，她的耳鸣果然有了好转。

中医还通过在肺经和大肠经上刮痧、刺络放血来治疗耳聋，这种方法早在《黄帝内经·缪刺论篇》中便有记载。在大肠经的商阳（在食指内侧距离指甲0.1寸的位置）上针刺放血，耳聋就会好转。

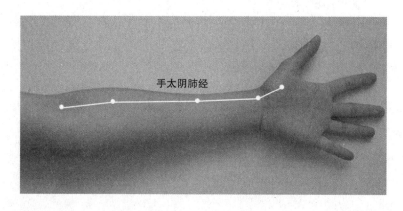

手太阴肺经

左耳聋刺右手的商阳，右耳聋刺左手的商阳。这种方法对肺热造成的耳聋尤其有效。针刺大肠经的商阳，泻大肠热也等同于泻肺热，因为肺与大肠相表里。在肺经上刮痧也有泻肺热的作用。沿着手太阴肺经刮痧，从上刮到下，也就是沿着上臂内侧上缘一直刮到手腕大拇指一侧，对耳鸣、耳聋、感冒等都有一定作用。

正因为肺为相傅之官，只有肺养好了，身体各个系统的机能才能得到很好的治理和调节。

TIPS：

● 《伤寒论》中提及的因肠道里有燥屎而引起午后发热和精神烦躁的情况，临床并不罕见，这与肠道细菌内毒素异位有关。

● 中医讲"肺为娇脏"，即肺不耐寒也不耐热。暴冷或者暴热，肺都容易生病。

● 肺的特性是喜润恶燥，因此我们平常可以多吃一些滋润多汁的食物，如鸭梨、银耳、百合；而油炸食品、辣椒、孜然等，多吃易引起肺燥，也可能引发咳嗽，故应少吃。

二、诸气膹郁，皆属于肺
——咳嗽、鼻炎、气管炎、哮喘、便秘都可以通过调理肺来治疗

中医认为肺主气。

人只要活着就无时无刻不在呼吸。呼吸过程中外界的清气和体内的浊气要依靠肺来交换，所以肺管理着气向上和向下的运行。所有与气有关的疾病，都能够在肺上找到原因。

《黄帝内经》中论述的"病机十九条"，其中就有"诸气膹郁，皆属于肺"。对此，明代的医学家张景岳解释道："膹，喘急也。郁，痞闷也。"就是说，一切造成气喘、憋闷、闷胀的疾病都跟肺有关联。也就是说，咳嗽、气管炎、哮喘等造成的气喘，和鼻炎、肺气肿造成的胸闷，以及便秘造成的肚子胀气，都可以从肺上去调理。

我曾经治疗过一个10个月大的幼儿。幼儿因感冒而导致咳嗽，服用抗生素后咳嗽时好时坏，医院诊断为肺炎，要求输液治疗。患儿的妈妈因此向我咨询。我详细地询问了幼儿的病情后，了解到其症状仅仅是咳嗽，并没有发热、喘息，食欲也没有受影响，就建议暂时不要输液。

中医认为，咳嗽是肺的宣发肃降功能受到阻碍的表现，病理因素可能是风寒，也可能是痰热。输液实际是输入抗生素抗感染治疗。但这个幼儿的情况，在中医看来关键是要恢复肺的宣发肃降功能，抗生

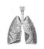

素不一定能迅速起效。于是我建议这位妈妈先用中药治疗肺炎。

这位妈妈出于对我的信任，表示愿意给小儿喂中药。

但给10个月大的小儿喂药并不容易。最终家人用针管给幼儿喂了药。服了1剂药后，小儿咳嗽稍稍缓解了，服完3剂药后咳嗽好转比较明显，仅晚上偶发咳嗽，白天基本不咳嗽。又接着调方服用5剂药，小儿咳嗽基本痊愈了。

鼻炎、鼻窦炎、气管炎、哮喘等病症也会造成气的"膹郁"，也可从肺上去治疗。《灵枢》上进一步说道："肺气虚则鼻塞不利，少气，实则喘喝，胸盈仰息。"

古代医书《张氏医通》有治疗慢性鼻炎、鼻窦炎、气管炎和哮喘的外治方法：取白芥子2份、元胡2份、甘遂1份、细辛1份，打成细粉末，每次取少许，用鲜姜汁调成糊状，贴在背部的肺俞、膏肓、心俞等几个穴位，每次贴4~6小时，能够治疗鼻塞流涕、胸满喘息。

现在很多中医院以这个药方为基础，制成了"三伏贴""三九贴"，在三伏天和三九天外敷使用，可以治疗慢性鼻炎、鼻窦炎、气管炎、哮喘等疾病，一般连续用3年效果最好。

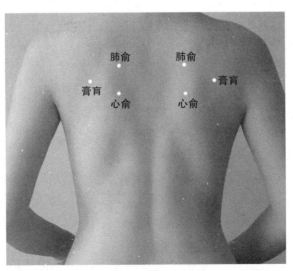

此外，便秘也可以通过调理肺来治疗。

便秘是很多人都有过的经历。吃了辣的、燥的、油炸的食物后更容易便秘。这是因为肺的特性是"喜润恶燥"，人体一干燥，肺就要出问题，肺出问题后就不能够调理大肠的气，大便也就干燥难解。很多老年人因为津液不足导致便秘，而且长期便秘会引起腹胀、烦躁。

民间有一个治疗便秘的验方：取紫草50g、麻油200mL，将麻油加温到表面有点冒烟时加入紫草，搅拌片刻即关火，待汤汁凉后用纱布过滤红色的油液，装入干净的瓶子里密封保存。便秘时用蘸有紫草油的棉球塞住一侧鼻孔，1个小时后取出来塞另一侧鼻孔，有助于缓解便秘。

这是因为鼻为肺窍，而肺与大肠相表里。在鼻窍用药可以通下肺气，治疗便秘。

TIPS：

●感冒后咳嗽可以持续数周到月余，这与气道的高反应性有关，此时使用抗生素效果不佳，中医治疗效果优于西医。

●新鲜鱼腥草剁碎，煮15分钟，煎汤代水饮，可以治疗肺炎痰多、痰黏稠。

●在敷贴三伏贴和三九贴时，因个人体质的不同，反应也会不同。部分人贴药后皮肤会发红起泡，此时只需挑破水泡，常规消毒即可，一般没有大碍。

●早晨起床后，空腹喝300mL温蜂蜜水也可以润肠通便，改善便秘。

●老年人肠道蠕动慢，散步、揉腹部等动作可加强肠道蠕动，改善便秘。

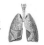

三、忧伤肺，喜胜忧

——让我们摆脱过度的担忧吧

《诗经·王风·黍离》中写道："彼黍离离，彼稷之苗，行迈靡靡，中心摇摇。知我者，谓我心忧；不知我者，谓我何求。"

宋朝文学家范仲淹在《岳阳楼记》中写道："进亦忧，退亦忧，然则何时而乐耶？……先天下之忧而忧，后天下之乐而乐乎！"

我国古代的知识分子都以忧国忧民为分内之事。而当代人，即使不忧国忧民，也常常为了一些日常琐事担忧或忧愁。担忧本来是一种正常的情绪，因为担忧才会为事情做准备，才会想尽快解决问题，把事情做得更好。但是过度的担忧却对身体无益，会损伤肺气。

《黄帝内经·阴阳应象大论篇》说道："忧伤肺，喜胜忧。"就是说，过度的担忧、忧愁会损伤肺，而喜悦的情绪能够减轻担忧。

也许有人有过这样的经历，在过度为某件事情担忧的时候，身体的状况就非常差，很容易患感冒。这就是忧伤了肺，肺气不充足了，无法抵御外界的风寒邪气的结果。

我认识的一个四十岁左右的妇女，平时很少感冒，身体很好，精神饱满。可是有一次她突然知道母亲生病住院了，而且在与母亲通电话的时候，母亲控制不住情绪，责备了她。据她说，她当时在担忧中感觉到身体打了一个寒战，随后就感冒发烧了，体温升至38℃，好几天都不退烧。后来我给她背部刮痧治疗，发现她肺俞周围的痧印很重。

人在担忧的情绪下，肺气就会很弱，非常容易受到外邪的侵犯。

北京已故名医刘渡舟（北京中医药大学教授）的医案中还记载过这样一个病例：一位中年人因为过度忧伤导致下肢瘫软无力，西医检查没有发现其有脑血管疾病，注射神经营养素也没有一点效果。刘老判断他是过度忧伤导致肺气消散，而肺经又感受了热邪，才会引起此病。

《黄帝内经·痿论篇》说道："肺者，有所失亡，所求不得，则发肺鸣，肺鸣则肺热叶焦……发为痿躄。"意思就是，为了失去的东西和得不到的东西而担忧，肺就会受伤，导致肺热，津液不能输注到四肢，就会发生腿的痿软，而不能行走。

后来刘老给该病人开了清肺热、滋肺阴的处方治疗，病人吃了一段时间的中药后才重新恢复了行走的能力。

所以过度的担忧和忧伤是很糟糕的情绪，会损伤肺气，变生出很多疾病，包括一些怪病。

《黄帝内经》中提到"喜胜忧"，就是告诉我们用喜悦的情绪去打败忧伤的情绪。

要知道，人生在世，不如意的事情十之八九，总有我们得不到的东西、办不到的事情。如果为了这些东西、这些事情担忧，冥思苦想，实在是不值得。正确的处事方法应该像台湾著名作家林清玄所说的那样"常想一二"——不去想那不如意的十之八九，而去想那些如意的、我们所拥有的十之一二。珍惜已经拥有的幸福，而不要为已经过去的或还远未到来的事情担忧！

当处在担忧之中时，应当刻意找寻一些喜悦的事情来赶走忧愁。

比如和朋友们一起去爬山、远足，在大自然的空气中清新肺气，并获得运动的喜悦；或做一项喜欢的手工，将一腔忧愁转化为创作的动力；或听一段相声或看几则笑话，在哈哈一笑中化解担忧的情绪；或出去逛街，买些自己喜欢的物饰，改善一下心情。

唐朝诗人李白的诗句："白发三千丈，缘愁似个长。不知明镜里，何处得秋霜？"也向我们描述了一个因过度忧愁而一头白发的情形。

中医认为肺主皮毛。皮肤润泽和毛发的茂盛、光泽都要依赖肺输注的津液的充养。整天处在担忧的情绪中，皮肤就会失去光泽，皱纹增多，毛发也变得干枯。所以会有"愁白了头"的说法。与其这样总是担忧愁苦，愁白了头，为何不如"常想一二"，高高兴兴地过一生呢？

TIPS：

●人在情绪波动或受到精神创伤时，免疫力会下降。按中医学理论，此时肺气虚，容易感受外邪。所以此时尤其要注意避风寒，忌生冷。

●《黄帝内经》中提到"肺在声为哭"，适度流泪、哭泣有助于释放精神压力，缓解悲伤的情绪，强忍着不哭反而对健康不利。

四、阴胜则阳病，阳胜则阴病
——警惕不良嗜好造成生命危险

祖国九州大地各有各的地理风貌、气候特点、饮食风俗。《黄帝内经·异法方宜论篇》中就谈到了东方人嗜食咸味食品，西方人嗜食肥美食品，北方人嗜食乳类食品，南方人嗜食酸味食品，中原人各种味道的食物都吃。但是随着交通日渐发达及物质水平的提高，各地人民在饮食上已经失去了明显的地域特点。

例如，以前广东、福建一带的人爱吃甜食，爱煮糖水，现在全国各地的人都喜欢上了甜食和糖水，各大城市都有卖甜品的店铺。以前四川盆地和湖南一带的人爱吃辛辣的菜肴，因为当地湿气重，吃辛辣燥性的食品可以除湿气，可是现今麻辣旋风已经刮遍了大江南北，全国人民都爱吃辣，不管是水煮鱼还是辣子鸡或麻辣香锅，都在全国大受欢迎。

其实最健康的饮食应该是各种味道的食物都吃，且各种味道都不过度偏好，一旦过度偏好就会造成身体的损伤。不管是过于辣还是过于甜，过于冷还是过于热，吃过头了都会出问题。

《黄帝内经·阴阳应象大论篇》说道："阴胜则阳病，阳胜则阴病。"说得非常好。辛辣的菜肴热性、燥性都很大，是一种过度的阳热，吃多了会损伤肺的阴液、胃的阴液，使脏腑因为缺乏阴液而生病；而冷饮、冷点心、凉菜多数凉性很大，是一种过度的阴寒，吃多了会损伤肺的阳气和脾胃的阳气，从而导致疾病的发生。

大家可能有过这样的经历，吃完麻辣的菜肴后嗓子干痛、牙痛，或大便干结，几天都不解大便，或腹泻，排便不爽，肛门灼热。这其实就是因为过度食用热性的菜肴，伤了阴液，造成了肺热和胃热。

我曾遇到过一个因为吃麻辣火锅送命的病例。一个青年女性因为感冒发烧住院好几天，出院时基本康复了，她心里挺高兴，又正好遇上朋友请客吃火锅，平时就爱吃火锅的她这下有机会大吃特吃了，就很痛快地吃了一回麻辣火锅。当晚她就出现高烧、神志不清，到医院检查发现是重症肺炎，赶紧用高级的抗生素抗感染治疗，可是效果都不佳，过了没几天，这位女士就因病情太重而死亡。

在大病中或刚刚病愈，应慎吃辛辣食品。如果刚刚病好了就开始嘴馋，一点也不忌口，就可能会引致疾病复发、加重，甚至造成生命危险。

过度吃冷饮会损伤肺的阳气，加重阴寒，也可能出现危险的情况。

有一个 8 岁的小男孩，他从小就有过敏性哮喘。有一回夏天他贪凉，吃了五六个冰激凌，几个小时后开始喘，嗓子里呼呼的像拉风箱一样，吐出来很多白色的清稀的痰。到了医院后，医生问哮喘是如何诱发的，家长才说是吃了太多冰激凌造成的，非常后悔。

冰激凌的物理温度很低，一次性食用过多就好像在胃里和肺里加了冰一样，急剧的阴寒暴伤了肺和胃的阳气，阴寒化不开，凝成了稀痰，痰液又阻碍了肺运转气的功能，就会引发暴喘。

这个小男孩因为医院抢救及时，又结合中西医治疗，才转危为安。

097

 北京已故名医、北京中医药大学刘渡舟教授就讲过这样一个病例：

一个患儿麻疹并发肺炎，请刘老出诊。刘老到那一看，小儿喘得很厉害，他认为患儿肺气已绝，所以拿了包就走。患儿父亲出来问应该用什么药治疗，刘老说不用用药了。为什么呢？小儿喘得像鱼张嘴一样不能闭合，说明肺气已绝，医生治不了了。

所以说肺气绝了，人就有生命危险。而不良的饮食习惯，过度阴、过度阳，都会损伤肺气，应当引起警惕！

TIPS：

●吃麻辣菜肴如火锅、麻辣香锅之前，可以喝一杯酸奶以保护胃黏膜，减少辣椒对胃的刺激；吃完后可以喝一杯梨汁，或者吃两个鸭梨，用梨的凉性和润性来中和菜肴的热性和燥性。

●吃冷饮、冰激凌等要有节制，如果食用这些食物后出现身体发冷、胃痛等不适，可以喝一碗姜汤中和冷食的寒性。

●色白入肺。百合、莲子、银耳（雪耳）、鸭梨等白色的食物有润肺作用，可以经常适量食用。

五、伤于风者，上先受之
——自己治愈伤风

老百姓管感冒叫"伤风"。现代医学研究认为感冒是上呼吸道感染了病原体的结果，病原体可能是细菌，如金黄色葡萄球菌、肺炎链球菌、溶血性链球菌……除了细菌，病原体也可能是支原体、衣原体，或者病毒。虽然病原体种类不同，但是我国古代劳动人民非常智慧，他们不知道有这么多病原体，就把病原体统一叫做"邪气"，将感冒分作两种：风寒感冒和风热感冒。

将感冒叫做"伤风"是有道理的。不管是风寒感冒还是风热感冒，都肯定是被"风"这个邪气所伤，采用祛风的方法都能够治愈。

《黄帝内经·太阴阳明论篇》中说道："伤于风者，上先受之。"就是说，风邪侵犯人体时，先受到伤害的是机体上部。

在脏腑之中，先受风邪所伤的就是居于最高位置的肺；在身体结构上，先受风邪所伤的就是人的头部。所以伤风症状如打喷嚏、流鼻涕、咳嗽、咯痰、头痛，都发生在头部。

大部分的感冒伤风其实不用打针吃药，更不用到医院输液，只要在感冒初期用祛风的方法驱散风邪就能够治愈。几千年来人们在治疗感冒伤风方面积累了非常多的经验。在这里为大家介绍几种最简便廉验的方法，教大家自己治愈伤风。

葱姜汤：取拇指一样大的生姜，切片；取一拃长的葱白（带头带须的最好），拍破，加两碗水煮十分钟，待汤汁稍稍偏烫的时候一口气喝下去。如果是受凉导致的风寒感冒，往往喝一次就出汗而病愈。

芫荽姜汤：对葱的味道敏感、抗拒的人可以喝芫荽姜汤，方法是在姜水煮好后加入两棵洗干净的芫荽（香菜）煮1分钟，待汤晾凉后饮用。芫荽煮的时间不能太长，不然就失去了发散风寒的药用价值。这种汤和葱姜汤一样适用于风寒感冒。

姜水烫脚：取半个手掌大的生姜，切片，加到水壶里煮开，然后将姜水晾凉到温度偏烫时泡脚，两只脚要浸没到脚踝以上，水变凉后随加热水。泡到额头微微出汗为止。这种方法适用于吹冷风或淋雨后导致的风寒感冒。

葱姜酒擦浴：取拇指大的生姜及一拃长葱白（带头带须的最好），切细碎后兑入250mL白酒或250mL75%的酒精中，浸5分钟左右即可取用。感冒头痛、鼻塞、流涕时，可先用纱布蘸葱姜酒擦后颈部，再擦前额，再用手指蘸一点葱姜酒擦鼻翼两侧，酒精挥发后可以再重复擦2到3次。一般擦后人体就会出汗，感冒也随之痊愈。如果感冒没痊愈则隔2小时后再擦一次。如果感冒后发烧，可以用葱姜酒擦手心、足心、后颈部、腋窝、前后心。擦一次后不退热，隔2小时可以再擦一次。这种方法对风寒、风热感冒都适用。

刮痧：用刮痧板沾刮痧油刮后颈部，从后发际处、后颈正中刮到第七颈椎下，也就是从风府刮到大椎的位置。再刮手太阴肺经，沿着上臂内侧上缘一直刮到手腕大拇指一侧处，重点刮肘窝正中（肺经的合穴尺泽）。如果这样刮痧后感冒仍没有好，就再刮一下背部，沿着脊柱两侧，在肩胛骨周围一直刮，一般能在后背刮出一个红红的肺的形状，也就是通过刮痧驱散了肺的邪气。刮痧板以水牛角质地的为佳，如果没有刮痧板可以用瓷勺子，或小瓷碟子，没有刮痧油也可以用菜籽油代替。这种方法对风寒、风热感冒都适用。

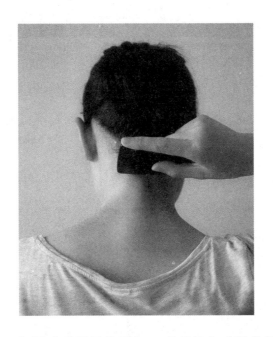

　　刺络放血：如果感受了风热邪气，或者风寒感冒化热，出现咳嗽、咽痛，咳黄痰或白色黏稠痰时，可以在肺经的少商和大肠经的商阳两穴放血。少商在拇指末节桡侧（外侧），指甲根角侧上方0.1寸的位置，商阳在食指末节桡侧（外侧），指甲根角侧上方0.1寸的位置。

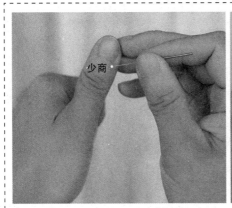

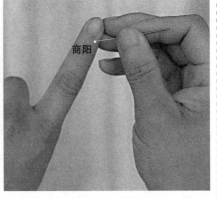

●少商在拇指末节桡侧（外侧），指甲根角侧上方0.1寸的位置。

●商阳在食指末节桡侧（外侧），指甲根角侧上方0.1寸的位置。

　　刺络放血时，先消毒握针的一侧手拇指，用该拇指从施术的手指底部往指尖端捋，使血液朝放血的穴位上涌，再将待放血的穴位用酒精消毒后，用三棱针（没有三棱针则可用采血针或者测血糖用的针）迅速地刺一下，挤出1~2滴血来。一般在一只手的少商和商阳上放血后，受施者立刻会有喉咙清爽的感觉，如果效果不明显可再针刺另一只手的穴位，同样放出1~2滴血。

耳垂放血：如果感冒后扁桃体肿大，吞咽时疼痛，可以在耳垂上放血。耳垂是耳穴上扁桃体的对应点，针刺耳垂放血有使扁桃体消肿的作用。方法是先用消毒后的手指揉一揉耳垂，再把耳垂捏起，在最尖端的位置，用酒精消毒后的三棱针（没有三棱针则可用采血针或者测血糖用的针）迅速刺一下，挤出2~3滴血来。一般两只耳垂都需要放血，以消除双侧扁桃体的肿大。

蒸汽嗅闻法：如果感冒后鼻塞不通，流涕，可以用药物煎汤，趁热嗅闻药汤蒸汽，以达到通鼻窍的目的。不管是风寒感冒还是风热感冒，用这种方法都能起效。药方组成是羌活10g、白芷10g、薄荷10g、辛夷10g、桑叶10g，水煎15分钟左右，凑近吸入蒸汽，就能疏通鼻窍。要想达到更持久的效果，还可以在药汤稍微凉时，用纱布沾适量药液，热敷鼻梁。

以上方法不用打针和吃药，也不用输液，是绿色的自然疗法，是千百年来老百姓战胜疾病的智慧结晶，也是经过临床实践验证有效的疗法。

因为"伤于风者，上先受之"，所以伤风感冒时，服用具有辛散、气味向上走的药材可以发散风寒，通过在身体上部（头部、上肢、后背的上部等）理疗，也可以祛风邪，治愈疾病。

TIPS：

●风寒感冒表现为打喷嚏，流清鼻涕，咽喉痒，但咳嗽不严重，或轻微咳嗽而痰稀白，稍怕冷或怕风；风热感冒表现为流脓鼻涕、黄鼻涕，咽喉痛，咳嗽重，咯黄痰或痰黏稠而白，不怕冷，自觉发热。

●夏季室内空调在26℃时人体感觉最舒适，为求凉爽而将温度调得过低，很容易吹风后感冒。夏季感冒多表现为寒夹湿，部分体质热性重的人表现为寒包火，需要在祛风的同时祛湿或者清热。

●如果夏季办公地点空调温度过低，又不可避风，则应准备一件薄外套或者一个披肩，保护颈、肩部位不受风寒，这样发生感冒的概率就会降低。

六、肺欲收，急食酸以收之，用酸补之，辛泻之
——秋季注意饮食起居以收敛肺气

秋天是万物肃杀的季节，这时树叶开始凋落，花开始凋零。人的身体也顺应秋天肃杀、收敛的气氛，气向内收敛。

《黄帝内经·四气调神大论篇》说道："秋三月……早卧早起，与鸡俱兴，使志安宁，以缓秋刑，收敛神气，使秋气平，无外其志，使肺气清。"就是说，肺气通于秋季，要养肺气，应在秋季注意早睡早起，情绪平静安宁，不要过分激动，不要过分忧愁，才能缓和秋季肃杀的气氛；精神应该内敛，这个时候不适合胡思乱想，也不适合四处闯荡，使肺气清才是保养肺气的做法。

《黄帝内经·脏气法时论篇》说道："肺欲收，急食酸以收之，用酸补之，辛泻之。"就是说，肺适合用酸味的食物或药物来调养，因为酸味的食物和药物具有收敛的性质，能够收敛肺气，使肺的气不过度耗散；而辛味的食物和药物具有发散的性质，过多食用辛味食品会发散、消耗肺气，使肺气泻。

为了顺应秋季的收敛之性，我们应当食用具有酸味的食物来收敛肺气，多食用具有滋润作用的食物来润肺，而少吃辛味发散的食物。如烹饪时适量添加醋，多吃带有酸味的水果，特别是鸭梨、金橘、石榴等。因为鸭梨能够润肺止咳，金橘能够理气化痰，石榴能够敛肺生津。

许多调料都具有辛味，如辣椒、孜然、八角茴香、小茴香、丁香，这些调料在秋季不适宜多吃，多吃容易引起肺燥和肺气的消耗。也就是说，秋季适合清淡饮食，不适合吃味道辛辣厚重的菜肴。

《黄帝内经·阴阳应象大论篇》说道："秋伤于湿，冬生咳嗽。"后来有的中医学家认为应该是"秋伤于燥，冬生咳嗽"。不管是伤于湿还是伤于燥，在秋季如果吃太多辛辣燥热的食品，嗓子就会很不舒服，到了冬天就会咳嗽得厉害。

治疗秋冬的咽干、咽痛、咳嗽，有这样一个简单的食疗方：五汁饮。

五汁饮是清朝名医吴鞠通的方子，是由梨汁、荸荠汁、鲜芦苇根汁、麦冬汁、藕汁（或用蔗浆）组成，用于治疗热病伤津导致的口干、咽干、咽痛、干咳。秋季气候干燥，或者冬季室内暖气太燥，此时若食用过多油炸食品，人体就容易上火，导致咽干、咽痛、干咳，这时候喝五汁饮可以有效缓解这些症状。

吴鞠通是江南人士，他说的莲藕应是体形较大的藕，而在其他地域不一定有那么好的藕，城市里要挖到鲜芦苇根也不容易，所以我给大家介绍一个替代版的五汁饮：鸭梨1个（带皮）、荸荠10个（去皮）、白萝卜1段（约6~7厘米长）、麦冬10个（泡发）、甘蔗2段，加200mL水，用榨汁机打汁服用，每次喝1杯（约150mL），一天内喝完。

一个六十多岁的老阿姨因为咽干、咽痛，请医生替她在少商放血。当时是冬天，又是在北方，天气非常冷。因为《黄帝内经》上说过"天寒勿刺"，我建议她暂时不要用放血疗法，而告诉她"五汁饮"的做法，让她回家自己做。她喝了一次后说效果非常好，以前咽喉干得每个晚上都要起来喝凉水，现在能一觉睡到天亮，即使偶尔醒了也不觉得咽干。

五汁饮的材料非常易得，在超市就能全部买齐。鸭梨、荸荠、白萝卜、麦冬、甘蔗色白入肺，将其榨汁，既能够清肺热，又能够润肺燥，对肺十分有好处。

需要说明的是，五汁饮毕竟是寒凉性质的饮料，不是保健品，不是无病防病的万灵药，脾胃虚寒的人喝多了会出现胃寒、胃胀的情况。秋季肺气还是要以收敛为主，不适合太过于清热。

久咳不止、体质虚弱的人尤其要注意收敛肺气，因为咳嗽太久会使肺气消耗。

已故名医、国医大师王绵之曾留下一个治疗久咳的药方：用金银花、杭菊、乌梅、青果、玉蝴蝶、甘草等泡茶喝。重庆市中医院将这个药方完善、配比，制成止咳茶。该茶用于感冒初期咽喉痒痛，或者感冒后久咳不止，有清肺、敛肺、止咳的效果，且价格低廉、效果好，受到了广大市民的好评。

TIPS：

● 夏季用作凉菜的卤菜，虽然物理温度是凉的，但卤料多数是热性的香料，所以卤菜的性味是热的，多吃、久吃会让人上火。

● 秋季光照减少，天气萧肃，树木凋零，肺气收敛，人容易产生低落、悲伤的情绪。此时增加户外运动，沐浴阳光，有助于充盈肺气，抵御情绪低潮。

● 五汁饮除了可治疗咽干、咽痛外，还可以治疗鼻干、流鼻血、牙龈出血、大便干燥。但素体胃寒的人，久喝会导致寒性胃痛；素体实热的人，则没有妨碍，可根据自身情况适度饮用。

第五章 肾的养生

《类经图翼》中说道：天之大宝，只此一丸红日；人之大宝，只此一息真阳。

肾气的作用就如同天上的红日。地球上生物链的能量，来自于对太阳光能的层层富集；而人体的各项机能运转的能量，来自于肾气的推动和肾精的充养。

养护肾，即是养护元气。但也并非像铺天盖地的广告所说，所有男人都肾虚。即使肾虚，也并不需要终日服药治疗，作息规律、按摩导引、饮食补养，同样可以让我们肾气充沛。

一、肾者，作强之官，伎巧出焉
——精力不济，易疲倦，要看是不是肾精不足

大家身边一定有这样的朋友，有的人精力非常旺盛，连续工作很久都不嫌累，下班后还去打球或者游泳；有的人非常容易疲倦，早晨没上几个小时班就开始打瞌睡，下午昏昏沉沉，下班后回到家就躺在沙发上，动也懒得动。有的人非常勤快，在家里扫地、拖地、擦窗、收拾杂物，把家里归置得井井有条；有的人却非常懒，回家后什么都不愿意干，看着地板脏了，也懒得拿起拖把，还在心里说"等哪天精神好了再打扫吧"。

这样大不同的生活状态固然有习惯的因素，但其实很大程度上取决于各人的肾精是否充足。肾精充足的人精力充沛，活力十足；肾精不足的人精力不济，疲倦懒散。

《黄帝内经·灵兰秘典论篇》说道："肾者，作强之官，伎巧出焉。"唐代的《内经》学家王冰注释说："强于作用，故曰作强。选化形容，故云伎巧。"清代的《内经》学家张志聪注释说："肾藏志，志立则强于作用，能作用于内，则技巧施于外矣。"这句话可以理解为：肾在脏腑中的地位很高，只有肾精充足，人才能强壮有活力，才能够应对生活琐事及完成诸多技巧性的工作。

一位女性朋友曾经开玩笑地对我说："你能不能给我开点药，让我

变漂亮点啊?"我诚实地说:"你已经很漂亮了,没有必要再吃药啦。中药多苦啊!"

她说:"可是我的黑眼圈很明显。以前我以为是熬夜引起的,后来特意很早睡觉,一般晚上10点以前就睡了,可是黑眼圈并没有改善。我妈妈还整天唠唠叨叨说我懒,说我一点活儿都不干。可是我回到家后就想躺在沙发上看电视,什么家务活都不想做。这是怎么回事?"

我当时为她诊了脉,发现她的两只手的肾脉都比较沉细,于是就问她:"除了你刚刚说的症状,你的生理期应该也不是很准时吧?"

她肯定地点点头。

我又说:"你还容易发生生殖道的感染,对吧?"

她不好意思地望一望周围,确定没有人旁听才对我说:"是啊,我白带异常,外阴瘙痒,吃抗生素后症状能缓解,可是停药后又复发。

虽然这位朋友没有提前告诉我她月经不准时和生殖感染的事情,但她发暗的眼圈和懒散的习惯以及脉象已经透露出其肾精不足的信息。

《黄帝内经》中说道:"肾者,主蛰,封藏之本,精之处也。"就是说,肾是藏精气的,人体生命活动的原动力就藏在肾里,在我们需要的时候可以随时"调用"。如果肾的功能受损,不能够藏精气,生命活动就缺乏源动力,做任何事都没有活力,更不能完成诸多技巧性的工作。

中医所指的肾并不局限于现代医学所说的肾脏,而是包括了一部分泌尿生殖系统的功能。肾虚表现为泌尿生殖系统薄弱,女性表现为月经不调,生殖道容易发生感染,肾虚严重还会造成不孕;男性则表现为性功能不强,严重的话还会造成不育。

肾的本脏色是黑色。眼睑发暗发黑是肾虚的表现。如果平时眼睑总是发暗发黑,自我感觉精力不济,即使睡眠时间很长也不能缓解疲乏，且不爱干活，也不爱运动，可能是肾虚引起的。

《黄帝内经》中又说道："肾者，……其华在发，其充在骨。"也就是说，头发和骨骼要靠肾精的充养。所以肾虚还会表现为头发干枯、脱发、过早有白发，骨软骨痛，容易患关节炎，牙齿稀疏不坚硬，过早掉牙。

这位朋友听了我的解释之后，问："我这么年轻，还没有结婚，怎么会肾虚了呢？肾虚不是老年人的事情吗？"

我告诉她，一个人肾气、肾精足不足，很大程度上取决于父母的精气足不足。

正如明清时期的《内经》学家李中梓所归纳的：肾为先天之本。如果父母肾精充足，那子女肾精先天就充足。如果父母先天不足，或者在生育时期身体很差，或者已经生育过、流产过好几胎，那子女先天肾精就不足。

另外，先天的肾精要靠后天脾胃运化的水谷之精来养，如果脾胃功能差，不能把饮食中的精微物质变成营养来养肾精，这样的话，先天肾精再充足的人，慢慢地也会肾虚。

现代人的生活节奏很快，生活习惯也在逐渐改变，烟酒不断、熬夜、过劳、饮食无规律或无节制、房事过度、多次流产等，这些都会引起自身精气的消耗，所以很多人年纪轻轻就肾虚了。

正如《黄帝内经》第一篇《上古天真论篇》中说到的："今时之人不然也，以酒为浆，以妄为常，醉以入房，以欲竭其精，以耗散其真……故半百而衰也。"我们的老祖宗早在几千年前就告诉我们，嗜酒、过劳、纵欲的生活方式会导致早衰。所以现代人更应该警醒！

这位朋友接着问我："那我的肾虚应该用什么药来补呢？是不是肾补得不虚了之后，我的黑眼圈就会消失呢？也不会再发生'那个'感染了呢？"

我告诉她，像她这样的年轻人，气血相对来说还比较足，不像老年人气血已经衰竭了，而必须要靠药物来补。

对于年轻人来说要想补肾，首先要做的不是吃药，而是要养成规律的饮食、起居习惯，不熬夜，不过劳，按时吃饭，不要为了保持身材而不吃肉，应当适量食用牛肉。因为牛肉是有养血作用的肉类，精与血可以互相转化，养血也就能养肾精。平时要多参加体育锻炼，以运动来生发四肢的阳气，慢慢补充脏腑的阳气。晚上睡前点揉涌泉、太溪、复溜，长期坚持，对补肾也很有益处。

朋友按照我说的方法进行调理，半年后突然有天给我打电话，说："我现在没有黑眼圈了，而且心情特别好，觉得非常有活力，是不是肾虚已经好转了？"

我对她说："你的肾精和肾气已经补上来了，但还是要长期保持良好的生活习惯，才能一直有一个好身体，永远青春美丽！"

TIPS：

●生活懒散，精力不济，可能并不仅仅是因为性格"懒"，还因为肾精不足。

●黑色是肾的本脏色，眼睑发黑提示肾气亏虚。

●反复泌尿系感染或外阴感染也与肾虚有关。西医看来，抗生素治疗的疗效不能持久，应当提高局部的免疫环境；中医看来，补肾的治疗至关重要。

二、诸寒收引，皆属于肾

——手脚冰凉和腹部牵扯痛要从肾去调理

人的体质各有不同，有的人怕冷，有的人怕热。

特别怕热的人，冬天穿一件短袖在屋子里走，头上还会冒汗珠；特别怕冷的人，夏天天气最热的时候，还穿着长袖毛衣，而且手脚冰凉。

怕冷、怕热本来是体质偏向和习惯问题，不需要过多注意，可是怕冷和怕热到了这样的程度，肯定是身体有问题，需要纠正身体的紊乱。

《黄帝内经·至真要大论篇》中说道："诸寒收引，皆属于肾。"意思就是，大多数寒冷的、向内收引的、拘挛的疾病，都与肾阳不足有关系，可以从肾去调理。

如果有人长期怕冷，而且一到气温下降时就手脚冰凉，穿得再厚也解不了冷的感觉，那肯定是肾阳比较虚。

大多数老年人都比青壮年人怕冷，因为老年人肾精和肾气都衰退了，肾阳自然就不足。正如《黄帝内经·上古天真论篇》中说道："八八天癸竭，精少，肾脏衰……"就是说，人到了八八六十四岁的时候肾精就少了，肾脏就衰了。我见过好几个老年人，他们一到冬天，两条腿从膝盖以下就冰冷冰冷的，睡觉必须用电热毯先把床铺暖起来，或者在脚边放一个暖水袋，如果到了下半夜暖水袋不暖了肯定会冷得醒过来，而且夜里要起夜好几趟。

如此怕冷，又是老年人，那多数是肾阳亏虚的问题了。这时候我通常建议老人们先到医院去做一个疗程的推拿，疏通一下经络和筋骨，然后自己在家注意调养。

一是平时要适当食用牛肉、核桃仁、韭菜。牛肉是补血的，又是温性的，可以通过补血来补肾精，又可温肾阳；核桃仁和韭菜都是温补肾阳的食疗品。二是要适当增加活动量，可以以散步等不剧烈的活动为主，但一定要到户外沐浴阳光。因为太阳是天地间阳气最旺盛的能量体，沐浴阳光是天然绿色的补养方法。三是晚上睡前要用热水烫脚，然后搓一搓足底，用手掌摩擦足底直到发热为止，接着点揉足底的涌泉（在足心前1/3与后2/3交界处），然后点揉太溪（在足内踝与足跟腱之间的凹陷处）、复溜（在太溪穴往上2寸，跟腱的前方）。

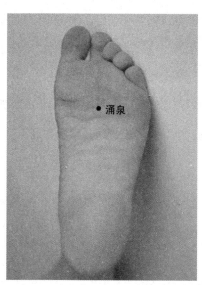

●涌泉位于足心前1/3与后2/3交界处。

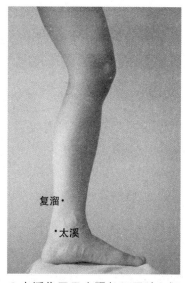

●太溪位于足内踝与足跟腱之间的凹陷处。

●复溜位于太溪穴往上2寸，跟腱的前方。

确实有服药需要的人，我会建议他们服用金匮肾气丸。这是个补肾气且偏于温肾阳的中成药，连续服用一个月一般就会有明显的效果。

有一个二十岁的女孩，她每到冬天就两脚冰凉，任何保暖措施都不奏效，睡醒了脚还是凉的，而且月经不调。为她诊脉后，我判断她是肾阳不足，就问她是否父母身体也不好，或者在生她之前母亲是否曾经流产过，她说确实如此。因为她秉受的先天肾精就不足，后天又不爱运动，所以阳气不足。我建议她先服用一个月的金匮肾气丸。一个月后，她告诉我，脚不冰了，月经也正常了。

有一部分女性手脚虽凉，但可能同时伴有痤疮、上火、心烦气躁的表现，这就不全是肾阳不足的问题。这种手脚凉是身体的气不通畅的表现，气不能把身体内部的热量传递到四肢，也就是《伤寒论》中提到的"四逆证"——手足厥逆（冷），应该从疏通气机去治疗，尤其要注意疏肝（肝主管气的疏泄）。但其实这样的人也多有肾阳不足的问题。从五行理论来看，肾属水，肝属木，水生木，只有肾水充足才能滋养肝木，如果肾不足，肝的气也不会很条畅。

《黄帝内经》上说到"诸寒收引，皆属于肾"，又说到"寒则气收"，就是说，大多数向内收引、拘挛的疾病，都与肾阳不足有关系，如腹部挛痛和阴囊内缩。

我认识的一个青年女性，因为宫外孕流产，但住院没几天就出院了，出院后也没有注意调养。过了一周后，她总觉得下腹部向里揪着痛，一阵一阵的，痛得厉害了就想解大便，但解完后疼痛仍不缓解，而且胃口非常不好。因此向我咨询怎么办。

我告诉她，这是流产后气血大伤所致。胎儿其实是身体精气的一部分，流产后精气耗伤，导致肾虚，再加上可能治疗不彻底，瘀血在体内没有排出去，所以引起腹痛。而且这种痛是一种收引性质的痛。

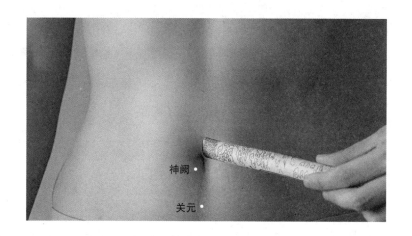

神阙 •

关元 •

我让她赶紧买一根艾条，点燃后对着肚脐（神阙）和肚脐下2寸的位置（关元）熏灸，每次熏15～20分钟。

可是她从没做过艾灸，嫌麻烦，问我能不能吃点什么药。我就告诉她可以服用附子理中丸。

她连续服用了半个月后，腹部挛痛的情况就再没有出现了。

附子理中丸是一种温脾胃的中成药，里面只有附子一味药有温肾阳的作用。肾跟脾是密切关联的。明清时期的《内经》学家李中梓说道："肾为先天之本，脾为后天之本。"肾阳的充足要靠脾的功能强健来养，脾阳的振奋也要靠肾阳来温暖。

北京已故名老中医、北京中医药大学刘渡舟教授还讲过这么一个医案：一个四十多岁的男性，淋雨后受寒，但没加以注意，当晚即跟妻子行房事，到了半夜突然叫起来，因为小腹一直抽痛，而且发现阴囊向内缩。他非常恐慌，因为农村里有个说法，阴囊缩进肚子里的时候人就死了！他赶紧叫家属去请医生。刘老去了之后，判断他是淋雨受寒，又行房事，寒气入了肾经，必须赶紧温阳驱寒。刘老先让家属用艾条熏灸病人的神阙和关元，然后用了大剂量温肾阳的药，嘱病人立即服下。喝了一次药后病人的肚子就不痛了，阴囊也慢慢降下来了。

从这个医案可见，受寒后不要妄行房事，行房事会动肾气，把寒邪引入肾经，造成一系列急迫的病症。又可见，肾阳对于人体来说是多么的重要！正如明代医学家张景岳在著作《类经图翼》中把肾阳比作太阳："天之大宝，只此一丸红日；人之大宝，只此一息真阳。"

TIPS：

●小腹牵扯拘急痛，很可能是因为肾经受了寒气。此时可以用艾条熏灸神阙和关元治疗。

●流产、引产会损耗肾精，如果不仔细调理，长此以往会导致肾虚。所以避孕措施非常重要。

●常吃牛肉、韭菜、核桃仁，有补肾精、温肾阳的作用。

●太阳是自然界最强的能量体，常常沐浴阳光是天然的补肾法。可以选择清晨及黄昏，日照不十分强烈的时候，每天晒1～2小时太阳。但夏季日照强烈，最好避免直晒，防止中暑。

三、因而强力，肾气乃伤，高骨乃坏
——运动过度不是养生而是伤身

凡是周围的朋友向我咨询什么药可以改善体质时，我都告诉他们每天保证规律的运动，最好是户外活动1～2小时，比吃什么药都强。

有的人说，平时下班（或放学）回家已经觉得很累了，动都不想动，特别累的时候连饭都不想吃，或者刚刚吃完饭就打瞌睡，哪里有精神去活动？

我告诉他们，躺在沙发上休息叫"消极休息"，出门运动叫"积极休息"。人并不会越睡觉精神就越好，肾不足的人睡多少觉都改善不了疲倦，还不如拿上球拍到外面去打打乒乓球、羽毛球，或者跟家人一起出去散步，活动完反而会感到不疲倦了。

现代人每天坐的时间很多，而行走和活动的时间很少，《黄帝内经》中说过"久坐伤肉"，意思是长时间坐着肌肉会软弱无力。为避免出现"伤肉"的情况，适当的户外运动是必要的。

也有人反驳说，经常运动的人身体也不一定好。专业运动员的身体都有这样那样的毛病，还不如歇着的人身体好。

其实，那是因为运动员运动过量了，反而造成了身体的运动损伤。适量的、有规律的运动对身体是有益处的，运动过量则"过犹不及"。

《黄帝内经·生气通天论篇》中说道："因而强力，肾气乃伤，高骨乃坏。"肾主骨，适量的运动可以强健骨骼，密固肾气，但是超过身体负荷的高强度运动就会损伤肾气，损坏骨骼。

　　运动员们的运动量通常是过量的，容易造成运动损伤。但不这样训练就无法出成绩，他们是为了集体的荣誉而牺牲自己，并不是为了锻炼体格。2008年北京奥运会时，短跑运动员刘翔就因为运动损伤而与奥运无缘。刘翔本人必定非常懊恼，全国人民也为他惋惜！2010年3月英国足球运动员贝克汉姆运动损伤，更引得全世界的小贝粉丝心疼和叹息！这些运动员是为了集体的荣誉在拼搏战斗，是可敬的！不然，哪里有为了养生而把自己运动得频频受伤的呢？

　　出于养生和保健目的的运动是运动量适中又能长期坚持的活动。大家可以根据自己的喜好选择适宜的运动，比如打篮球、踢足球、打羽毛球、打乒乓球、游泳、爬山、散步、打太极拳等等。一般青壮年人喜欢并适宜运动强度大的运动，而中老年人喜欢缓和的运动。我通常建议中老年人参加的运动是散步和跳舞，太极拳、八段锦、易筋经等传统运动更佳。

　　散步是最简单有效的运动，但我们必须要掌握方法。一般散步地点应选择相对安静、车辆少、空气好的地方，用快步走的方式，而不是一步一步缓慢地挪动，否则就达不到运动的目的。

　　快步是什么程度呢？快走一般是走了一阵之后身上就微微出汗，心率达到每分钟110次到130次。这样走半小时到1小时后，休息一阵，再喝一些温水，人就会觉得心情非常愉悦，身体非常轻松。

　　散步还是最廉价的治疗手段。以前对糖尿病、高脂血症、高血压病一类疾病的治疗都过度依赖药物，现在西医学也认识到了运动对这些疾病都有好处，尤其是西医对糖尿病的治疗，提出了"五驾马车"齐头并进：运动、饮食控制、糖尿病教育、血糖监测、药物治疗。其中运动是不可或缺的环节。糖尿病病人与其整天在家里呆着，定时定点地吃药，不如每天走出去散步1小时。

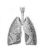

 我认识的一个患糖尿病的中年妇女，她开始不爱运动，整天在家里和家人生闷气，后来听我说糖尿病病人必须要运动，就下定决心坚持运动，每天早晨步行五公里去中老年活动队学习打太极拳，学完了再步行回家。她这样坚持了半年，身体得到了很大的改善，血糖也得到了很好的控制。

有的糖尿病病人病程很长，血糖控制得不好，加上年纪大，没有精神，觉得走一小段路就累了。中医看来这是肾虚的表现。这种情况下我就建议他们一开始只走一小段路，量力而行，循序渐进，从散步10分钟到20分钟，再到30分钟，再到1个小时。凡是坚持下来的人，都体会到精神状态有了很大的改善。

运动的时间以早晨为佳。《黄帝内经·生气通天论篇》说道："阳气者，一日而主外，平旦人气生，日中而阳气隆，日西而阳气已虚，气门乃闭。是故暮而收拒，无扰筋骨，无见雾露……"就是说，早晨是人体的阳气生发的时候，到了中午阳气最旺盛，到了傍晚阳气就减弱了。所以早晨运动是顺应阳气生发的时机，晚上应该进入休息状态，不要过度活动筋骨，不要到户外感受雾露湿气。

但因为工作和学习的关系，很多人早晨不一定有时间锻炼，此时可以根据自身情况把运动时间挪到晚餐后1小时，但不适宜过晚，也不适合做过于剧烈的运动，不然会把本来内收的趋于安静的阳气扰动起来，到该入睡的时候就睡不着了。

人的一生譬如一天中阳气的生发规律。幼年就像早晨，阳气刚刚长起来；青壮年就像中午，阳气最旺盛；老年就像晚上，阳气已经衰减，应该内收。如果到老年还自以为身体好，做高强度的运动，必然损伤肾气，罹患疾病。

从前有一则新闻，一个六十多岁的老人从前是运动员，退休后自以为体格棒，天天吃高蛋白食品，晨跑3000米，然后蛙跳台阶，以为这样锻炼对身体好，能长寿。可有天这位老运动员突然在蛙跳时眼前一黑，昏迷过去，被周围人送到医院，医生说他贫血很严重。他很不解，自己顿顿吃高蛋白食品，还天天锻炼，怎么会贫血呢？

随着年龄的增长，人体各脏腑机能自然就衰退，肾气、脾气都不足。高强度的运动损伤了他的肾气，而且长期食用过量的营养品，他的脾胃也不能很好地运化，时间一长，气血就亏虚了。

所以运动过度不是养生而是伤身，只有有规律、强度适中的运动，加上饮食有节，起居有常，才是养生之道！

TISP：

●适度运动有助于生发自身阳气，有益健康。过度的运动不是养生，而是伤身。每个人运动量的大小应当根据年龄、体质等量力而行。

●太极拳、快步走、慢跑、游泳等有氧运动对糖尿病病人控制血糖有很大帮助，可以选择一项适宜自己的运动坚持下去。

●冬季时，老年人不适宜清晨太早起来锻炼，否则天气寒冷引起血管收缩，容易引发心脑血管疾病。

四、小毒治病十去其八，无毒治病十去其九

——补肾，你适合吃这些药吗

近二十年来关于补肾保健品的广告铺天盖地，各种补肾药轮番在电视节目的空隙中见缝插针。广告商抓住了"男人易肾亏""男人需要补肾"的商机，把广告做得有些过头了，给老百姓们造成了几个认识误区：

1. 男人都肾虚；

2. 只有男人才会肾虚；

3. 肾虚必须要吃药来补；

4. 补肾的万灵药是六味地黄丸。

这几个观念显然错误！

诚然，随着社会的变革，饮食结构的改变，生活压力的加大，很多男性到了中年都会出现精力不济的表现，但并不是所有的精力不济都是由肾虚引起的。我国的男同胞们体质绝对没有那么糟糕，并不是个个都肾虚。而且肾虚是肾精、肾气的亏虚，男性、女性都会有，怎么会只有男性才需要补肾呢？

一个三十多岁的女士向我咨询，她之前生育过一个男孩，现在还想再生一个。虽然她很注意在排卵期同房，但却迟迟没有怀孕。我了解到，她在生儿子前就做过多次人工流产，再加上工作比较繁忙，从

121

来不运动，饮食也不注意，我认为她是因流产造成精血亏虚，又缺乏后天弥补，最终导致肾精不足。我为她诊脉，果然她的肾脉非常弱，辨证为肾虚，应该补肾。她当时非常诧异地看着我说："肾虚？肾虚不是男人的问题吗？怎么女人也会肾虚？"

我哭笑不得，看来电视广告中关于"男人肾虚"的宣传对老百姓的影响太深了！

综合判断她的问题后，我建议她服用一段时间五子衍宗丸。五子衍宗丸是以古医书《摄生众妙方》中的方子做成的中成药，有补肾精、促孕的作用。

她又很诧异地说："我还以为肾虚就应该吃六味地黄丸呢！"

我告诉她，六味地黄丸不是补肾的万灵药，应根据各人情况辨证选择用药。

六味地黄丸是宋朝医学家钱乙的一个名方，用来治疗小儿先天不足、发育不良，却不知何时成为了成年人补肾的"万灵药"！这个药偏于补肾阴，适用于肾阴虚证。肾阴虚表现为腰腿酸软、潮热盗汗、五心（两手心、两足心、胸口）烦热、口干舌燥、头晕耳鸣。一般肾阴虚的人舌体比较瘦，舌尖很红，舌上没有苔或者舌苔很少。如果真有以上表现的人，想要吃药治疗，可以咨询一下身边的中医师，了解自己是不是适合服用六味地黄丸。

可是药物毕竟不是保健品，不能长期服用。《黄帝内经·五常政大论篇》指出："小毒治病十去其八，无毒治病十去其九，谷肉果菜食养尽之，无使过之伤其正也。"就是说，用毒性很小的药物治病，治得八分好了就行，用没有毒性的药物治病，治得九分好了就行，剩下的用谷肉果蔬类来食疗，不可用药太过而伤了身体的正气。

这是我们老祖宗早在几千年前就总结出的智慧，任何药物都有一定的毒性，会损伤人体正气，吃药治病不能过头，最终还是要靠饮食来调养！

所以那些长期服用六味地黄丸补肾的人，应该停药了！

尤其是病症不属于肾阴虚而属于肾阳虚的人，更不适合服用六味地黄丸。因为阳虚要从补阳去着手，六味地黄丸没有补阳的药效。肾阳虚表现为腰腿冷痛、手足冷、怕冷，夜尿频多，尿清稀，男性阳痿不举，女性月经量少或月经推迟。

补肾阳的中成药有金匮肾气丸、右归丸。前者偏重于补肾气，后者偏重于壮阳，也就是说后者补阳的力度更大，不是真正阳虚的人吃了往往会上火。

用于补肾阴，同时有清虚火作用的药物还有知柏地黄丸。知柏地黄丸适用于肾阴虚同时还有内热的人，这样的人往往经常口渴，爱长口疮，夜里出汗，自觉手心、脚心发烫，小便黄。

用于补肾阴，同时有补肝、明目作用的中成药是六味地黄丸的两个同系列产品：杞菊地黄丸和明目地黄丸。这两个药对肝肾阴虚造成的眼花、视力减退有很好的治疗作用，尤其对阴虚燥热，后期视力减退的糖尿病患者效果更佳。

以上是对几种补肾药的简单介绍，不同人具体适合服用哪一种药，应该在咨询过身边的中医师之后再做决定。而无论哪一种药，都不能当保健品天天服用，否则均会产生副作用。最好的方法是如《黄帝内经》中所说的"谷肉果菜食养尽之"。《黄帝内经·脏气法时论篇》还说道："五谷为养，五果为助，五畜为益，五菜为克，气味合而服之，以补精益气。"就是说，以谷、果、肉、菜等搭配来进行饮食调理，可以补益精气。同时规律运动，节制房事，做到如《黄帝内经》中所说的"形劳而不倦"。

最后值得一提的是，服用中药时必须注意药物禁忌！中药学上有"十八反"之说，就是说有的药物互相会发生"相反相克"的作用，这种作用可能会产生毒副作用，对人体有害。历代本草讲明的"十八反"里说到半夏、瓜蒌、天花粉、贝母、白蔹、白及跟乌头、附子是相反的，所以在服用金匮肾气丸（含附子）的同时，要注意不要服用含有半夏、瓜蒌、天花粉、贝母、白蔹、白及的药物。

TIPS：

●肾虚在男性、女性当中都会存在，并非只有男性才会肾虚。

●从起居和食物的补养中慢慢调理身体，胜过于过度服药调理。

●含"十八反"的中成药总结如下：

1.含乌头（包括川乌、草乌、制附子）：附子理中丸、小金胶囊、金匮肾气丸、桂附地黄丸、消栓再造丸、同仁大活络丸、复方小活络丸、风湿骨痛胶囊；

2.含瓜蒌（或天花粉）：羚羊清肺丸、止咳橘红颗粒、乳癖消片、消渴丸、栀子金花片、降糖舒胶囊；

3.含贝母：羚羊清肺丸、京制咳嗽痰喘丸、川贝枇杷糖浆、黄氏响声丸；

4.含半夏（或半夏曲）：柏子养心丸、复方鲜竹沥液、通宣理肺丸（或口服液）、小柴胡颗粒、脑立清胶囊、二陈丸、藿香正气水（或软胶囊）、香砂和胃丸、加味保和丸、舒肝止痛丸；

5.含白及：平肝舒络丸。

注：2、3、4、5类药与1类药含相反的成分。

五、上古之人，其知道者，法于阴阳，和于术数，饮食有节，起居有常，不妄作劳
——教你最简单的养肾法

肾为先天之本，肾藏着人体的元气，只有把肾养好了，身体才能强壮，精力才能充沛，人体才能健康长寿。历代善于养生的人都是善于养肾的人。

其实养生非常简单，不需要多么珍稀的药，不需要多么昂贵的保健品。《黄帝内经》第一篇《上古天真论篇》就说到古人养生长寿的方法："上古之人，其知道者，法于阴阳，和于术数，饮食有节，起居有常，不妄作劳。"就是说，明白"道"的人，起居作息符合自然界的阴阳法则，合理锻炼（做导引术），饮食有规律、有节制，不过度劳累，这样就能长寿。

正所谓"大道至简"，养生并不昂贵也并不复杂。

养生需要养肾。下面为大家介绍一些简单的养肾方法，愿大家都能健康长寿！

首先是点穴养肾。对肾有益处，又便于操作的穴位有涌泉、太溪、复溜、肾俞。

涌泉在足心前1/3与后2/3交界处；太溪在足内踝与足跟腱之间的凹陷处；复溜在太溪往上2寸，足跟腱的前方；肾俞在后腰部，第二腰椎棘突下，脊柱旁开1.5寸。

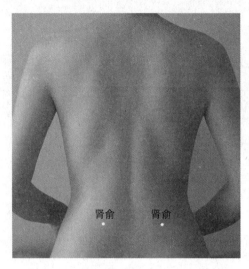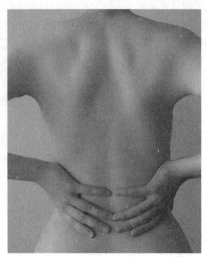

这几个穴位点对了人体会有酸、麻、胀的感觉，尤其是肾俞，点揉时人体会感觉又酸又舒服。一般每天晚上用热水烫脚后，先用手掌把足心搓热（手心也搓热），再依次点揉涌泉、太溪、复溜，最后直起腰坐着，或站立，用两大拇指同时点揉肾俞。这样长期点穴可以让肾气充足，还有增强性功能的保健作用。

其次是呼吸导引养肾。方法是每晚睡前站立在阳台或面向窗户的地方，两脚分开与肩同宽，两手掌放在后背腰部，大致上以手掌心的劳宫对着肾俞，目微微闭，意念放在肾俞的位置，不要想杂事，思绪澄清。此时吸气，深吸气的同时暗暗想：气从两脚底吸上来，汇聚到肾俞，这时自己有意识地感觉后腰鼓起来；然后呼气，深呼气的同时暗暗想：随着呼气带走了身体里的浊气。

这是固肾气、强腰的导引法，长期做有养肾、长寿、治腰痛的作用。

最后是饮食养肾。对补肾有作用的食物除了前面说到的牛肉、韭菜、核桃仁、动物肾脏，还有以下几种：

谷物类：

芝麻：味甘性平，有补肝肾、润五脏的作用，尤其适用于腰酸腿软，头昏耳鸣，头发干枯、脱发及早年白发，大便燥结者。《本草经疏》中就曾记载："芝麻，气味和平，不寒不热，补肝肾之佳谷也。"

粟米：又称小米，能补益肾气。《名医别录》及《滇南本草》中都说道："粟米养肾气。"明代李时珍还说："粟，肾之谷也，肾病宜食之，煮粥食益丹田，补虚损。"

芡实：味甘涩性平，有益肾固精、补脾止泄的双重功效。对肾虚之人遗精、早泄、带下、小便不禁或频多者有益。《本草经百种录》称之为"脾肾之药也"。《本草从新》亦说它能"补脾固精"。《本草新编》中还说："芡实不特益精，且能涩精补肾，与山药并用，各为末，日日米饭调服。"

栗子：味甘性温，有补脾健胃和补肾壮腰的作用，对肾虚腰痛者最宜。药王孙思邈曾说栗子"生食之，甚治腰脚不遂"。李时珍亦曾记载："治肾虚腰脚无力，以袋盛生栗悬干，每旦吃十余颗，次吃猪肾粥助之，久必强健。"

蔬菜类：

豇豆：味甘性平，能补肾健脾，对肾虚消渴、遗精、白浊，或小便频数、妇女带下有一定作用。《本草纲目》曾记载："豇豆理中益气，补肾健胃，生精髓。"《四川中药志》也说它"滋阴补肾，健脾胃，治白带、白浊和肾虚遗精"。

山药：味甘性平，能益肾填精。李时珍指出：山药"益肾气，健脾胃"。《本草经疏》还说："山药，能补肾填精，精足则阴强、目明、耳聪。凡上品之药，法宜久服，多则终身，少则数年，与五谷之养人相佐，以臻寿考。"

畜肉类：

牛骨髓：味甘咸性温，有润肺、补肾、益髓的作用，适用于肾虚羸瘦、精血亏损（如分娩后或流产后）者。《本草纲目》说它能"润肺补肾，泽肌，悦面"。

羊骨：味甘性温，能补肾强筋骨。《饮膳正要》认为"羊尾骨益肾明目，补下焦虚冷"。《本草纲目》中记载："羊脊骨补骨虚，通督脉，治腰痛下痢；羊胫骨主脾弱，肾虚不能摄精，白浊。"唐代《食医心镜》还介绍："治肾脏虚冷，腰脊转动不得：羊脊骨一具，捶碎煮烂，空腹食之。"

水产类：

鲈鱼：味甘性平，既能补脾胃，又可补肝肾，益筋骨。《本草经疏》曾有记载："鲈鱼，味甘淡气平，与脾胃相宜。肾主骨，肝主筋，滋味属阴，总归于脏，益二脏之阴气，故能益筋骨。"

河虾：味甘咸性温，入肾经，有补肾壮阳的作用。因为肾气虚弱、肾阳不足所致的腰脚软弱无力，或阳痿，或男子不育症者，宜多食虾。《食物中药与便方》曾介绍："肾虚、阳痿、腰脚痿弱无力：小茴香30g，炒研末，生虾肉90～120g，捣和为丸，黄酒送服，每服3～6g，1日2次。"

海参：味咸性温，为肾阴、肾阳双补之品。《本草从新》中说："海参补肾益精，壮阳疗痿。"《随息居饮食谱》也说它"滋阴，健阳"。故凡肾虚之人，皆宜食之。

淡菜：有补肝肾、益精血的功效，凡肾虚羸瘦、劳热骨蒸、眩晕盗汗、腰痛阳痿之人都适合食用。《随息居饮食谱》中说它"补肾，益血填精"。《本草汇言》中说："淡菜，补虚养肾之药也，此物本属介类，气味甘美而淡，性本清凉，善治肾虚有热。"

干贝：味甘咸性平，能补肾滋阴。清代食医王孟英认为："干贝补肾，与淡菜同。"《本草求真》中也说它能"滋真阴"。

从上述食材中选择最适合自己的几种，搭配着长期食用，必然能够补肾益精。

TIPS：

●涌泉、太溪、复溜、肾俞等穴位均具有补肾的作用，可以配合交替按摩。

●大部分坚果均有补肾的作用。现代营养学研究发现，坚果含有丰富的微量元素，对人体有益，可增强免疫机能。但需要注意，坚果富含油脂，多吃容易导致脂润性腹泻。

六、肾欲坚，急食苦以坚之，用苦补之，咸泻之
——慢性肾炎的人是不是该多补肾

我有个亲戚，他正当壮年，却患慢性肾炎近十年，所幸病情得到控制。可有一次由于感冒诱发肾炎急性发作，但因只觉腰酸，整天没精神，并无其他明显不适，故而他没有进行任何处理，后来还是例行体检时才查出尿蛋白严重超标！

他赶紧住院治疗，输液半个月，似乎也没有什么起色，依然精神萎靡，非常怕冷、怕风，尿蛋白一直超标。他以为蛋白都从尿中排出，人才会没有精神，得补充蛋白，于是使劲吃鱼吃肉，但情况好像越来越糟。

当他询问我该怎么办时，我为他诊脉，发现他的脉缓而涩，舌苔又白又厚，是湿热夹瘀血阻滞经络的表现，就毫不犹豫地对他说："你还是别住院输液了，出院吃中药治疗吧，我有信心用中药将你的肾炎治好。"

他点点头，同意出院吃中药，又问："那我平时吃点什么补一补肾呢？"

我说："清淡饮食，以蔬菜为主，可以吃一点瘦肉，但不能吃多了，尤其不能吃狗肉、羊肉、海鲜。此外，还必须戒烟戒酒。"

他不解地问："身体流失这么多蛋白，不是应该多吃点肉补充蛋白吗？"

我告诉他："尿蛋白只是一个表现，而不是致病的原因。中医认为这个病是由于湿热夹瘀血阻滞了经络引起的，过多地吃肉会助长湿热，在目前这个情况下对你一点好处都没有。还有，烟和酒都是毒，眼下我们正是要用药物来排毒，建议你戒烟戒酒。"

他点点头，为了表示戒烟的决心，当下就把衣服口袋里的香烟扔了，又问："那我吃点什么补肾的保健品呢？金水宝行不行？"

我说："目前什么保健品都不能吃，现阶段不能补。如果家里有金水宝的话，等这个阶段过去了，到后面恢复期再吃。"

《黄帝内经·脏气法时论篇》说道："肾欲坚，急食苦以坚之，用苦补之，咸泻之。"就是说，肾气、肾精宜坚固，如果肾有邪气，就要食用苦味的食物或药物，因为苦味坚阴，这时候不适宜食用咸味的食物或药物。在中医看来，大多数动物性食物，尤其是海鲜，都属于咸味，不适宜在肾病发病期间食用。

我给这位患肾炎的亲戚开了一剂清热利湿活血的中药，其中就有苦味的地榆、槐花，以"坚阴"，同时嘱咐他一定要戒烟戒酒，清淡饮食，少吃肉，不吃海鲜。他吃完七剂药之后，觉得精神状态大大好转，比以前大鱼大肉补蛋白的时候精神好多了，去医院复查，24小时尿蛋白也比之前下降了很多。

这时他才明白，缺乏蛋白就补蛋白是错误的做法。尤其是在肾炎急性期，万万补不得！

北京已故名医、北京中医药大学赵绍琴教授是治疗肾病的专家，他就曾经讲过这么一个例子：一个男孩从小患慢性肾炎，经常感冒，体质很差。他母亲是西医院的护士，认为儿子因尿蛋白而流失了很多蛋白，一定要好好补蛋白，就今天给儿子炖鸡，明天给儿子蒸鱼，吃得男孩一身虚胖，精神很差，上体育课都累得不能坚持。到赵老那里

131

治疗时，赵老先对小儿的母亲说：要想在这儿治，就必须听医生的话，不能补蛋白，饮食要以蔬菜为主，而且要加强体育锻炼。小儿的母亲开始不答应，后来想到赵老是北京治疗肾病最有名的专家，就同意了。戒了一段时间的高蛋白饮食，以及配合中药治疗后，这个男孩的体质好多了，上体育课也没问题了，而且尿蛋白消失了，肌酐、尿素氮也下降了。

患慢性肾炎的人，不能一味补肾。只有在肾炎的缓解期，各项指标不高，同时咨询了身边的医师之后才能决定需不需要服用补肾的药物或食疗。

在肾炎期间，可以吃一些简易单方辅助治疗：

玉米须茶：取50g晒干的玉米须，加适量水煮10分钟，代茶饮。玉米须有利尿、泻热的作用。《现代实用中药》上记载了玉米须"为利尿药，对肾脏病、浮肿性疾病、糖尿病等有效。又为胆囊炎、胆结石、肝炎性黄疸等疾病的有效药"。

甘蔗茅根汁：取两截甘蔗去皮，100g鲜白茅根（茅草根）洗净，切碎后放入榨汁机内，加200mL凉白开水榨汁，取汁水饮用。白茅根有清热利尿的作用，《本草纲目》上记载"白茅根，甘能除伏热，利小便，故能止诸血、哕逆、喘急、消渴，治黄疸水肿，乃良物也"。甘蔗味甘性凉，能解烦渴。这种饮料适合长期抽烟，咽喉干痒、干痛的患者饮用。

冬瓜芫荽汤：取1斤冬瓜（带皮），加3片生姜、适量水，煮成汤，临起锅时放入一把洗净的芫荽，调入盐食用。冬瓜味甘淡，性微寒，功效清热解毒、利水祛湿、除烦止渴。芫荽味辛，可以行气，有助于运化津液。

山药薏米红豆汤：取山药250g去皮切片，薏苡仁50g，红豆30g，加适量水一起煮2个小时左右，调入白砂糖食用。山药味甘性平，不燥不腻，而薏苡仁和红豆都有利湿通络的作用。这个汤对慢性肾炎下肢水肿有很好的消肿作用。

以上几种食疗方非常简单，材料也容易得到。慢性肾炎患者可以根据自己的情况，食用一种或多种，最好每天一次或隔天一次，效果才明显。

TIPS：

●慢性肾炎患者不能食用过量的高蛋白食品，但可适量摄入优质蛋白质。优质蛋白质包括蛋、奶、瘦肉、鱼肉。但要注意，慢性肾炎患者不能吃海鱼，因为海鱼中含有致敏物质，有可能引起机体过度的免疫反应。

●在肾炎急性期，如果观察到舌苔厚腻，说明体内湿热重，要戒烟戒酒戒肉食，待舌苔渐化后才可以逐渐增加肉类食品。

●反复下尿路感染、泌尿系结石，如果治疗不及时，感染会上侵到肾盂，发展到慢性肾盂肾炎，治疗不得当会引发肾功能衰竭。所以泌尿系感染需要及时治疗，并在缓解期注意卫生和调节免疫。

第六章　胆的养生

中医认为：胆主少阳，管理着人体开合的枢机，很多半表半里、寒热往来的疾病都跟少阳胆经有关系。胆又主决断。胆腑喜『中清』。胆腑的少阳之火可以辅助君火的温煦作用；但胆腑过热又容易导致失眠、胆囊炎、胆结石等疾病。中正温和，才是养胆之道。

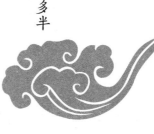

一、胆者，中正之官，决断出焉
——性格犹豫不决是胆气虚的表现

人的性格各有不同，有的人坚定果断，遇上事情能很果断地做出决策；有的人优柔寡断，遇到事情犹豫不决，思前想后，好半天也得不出一个结果。

《黄帝内经·灵兰秘典论篇》中说道："胆者，中正之官，决断出焉。"

什么叫"中正之官"呢？

《中国社会通史》指出："两汉实行察举制，待选人士要经过考察后才能向朝廷推荐。魏晋以后，察举制逐渐被九品中正制所取代，各州郡有声望的人担任'中正'，负责评定当地士人的品级，朝廷依照士人品级授官录用。"所以中正之官必须是是非分明、有主见、有决策的人才。

唐代的《内经》学家王冰解释"中正之官"时说："刚正果决，故官为中正；直而不疑，故决断出焉。"

由此可见，胆就好比一个是非分明、有主见的管理者，由它来做出决断。所以胆气足的人坚定果断，胆气虚的人就会犹豫不决、优柔寡断。

那由什么来决定胆气充足与否呢？这主要取决于肝的疏泄功能正常与否。

肝为脏，胆为腑，肝胆互为表里，二者的联系非常密切。如果肝的疏泄功能不正常，肝的气不能输入到胆，胆的精气就不足，自然就会胆虚。所以平时情绪多变、肝郁气滞的人，往往优柔寡断，而平时就豁达开朗，肝气条达舒畅的人，遇事情也比较果断。

我国历史上戊戌变法的烈士之一谭嗣同曾在狱中留下这样的诗句："我自横刀向天笑，去留肝胆两昆仑！"这种为了天下人谋幸福而自我牺牲的精神，是何等的英雄气概！从诗句中我们也可以想到，正是有如高山一般雄厚的肝胆之气的人，才做得出这么勇敢的决断。

有个朋友正值壮年，因为个人感情问题导致情绪多变，遇事犹豫不决，他经常打电话问我：这件事该怎么办，那件事该怎么办，我这么做会怎么样……

到入冬的时候，他告诉我，近来他感到大腿两侧肢体麻木，且麻木感一直延伸到小腿。最初坐久了才会这样，后来发展到不管是坐着、走着，还是躺着，都会出现这样的情况，天气越冷情况越严重，还伴有轻微的腿部疼痛，但说不清是肌肉痛还是骨头痛。

腿的外侧是足少阳胆经循行之处，是胆腑与肢体密切关联的通道。这位朋友就是因为情绪不佳，肝郁气滞，肝不能输精到胆，胆气虚了，性格才会变得犹豫不决。时间一长，胆的经络也瘀滞，经络中气血少了，沿着胆经分布的大腿两侧得不到气血的濡养，就出现肢体麻木。正如

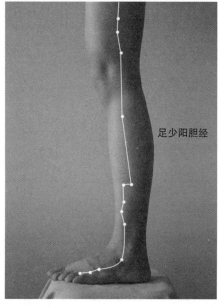

足少阳胆经

《黄帝内经·痹论篇》所说："皮肤不营，故为不仁。"不仁就是肢体麻木的意思。

我告诉这位朋友，每天可用手掌搓腿部的胆经，也就是两腿的外侧，从大腿根部搓到小腿外踝，基本上就是沿着裤缝的位置。搓几遍后再敲打，用拳头从上敲打到下。

同时我建议他在当地找中医师进行中药调理。他按这样治疗了一段时间之后，腿部两侧的麻木感就消失了。

敲打胆经是一种非常简单有效的疏通经络的方法，也是可以补充胆气的方法。

胆属于六腑之一。《黄帝内经·五脏别论篇》中说："六腑者，传化物而不藏，故实而不能满也。"意思是，六腑的养生要注意使其传导功能正常，使其保持通畅，不能"满"。现代人的生活节奏太快，生活压力太大，有许多情绪不畅快的时候，也有许多前思后想不能决断的时候，这样就有许多不通畅的气和血蓄积到经络中，使胆经中蓄积满了代谢废物。搓和敲打胆经是疏导胆经的方法。搓可以疏导郁滞的气血，敲打可以震荡、激发经络的正气，使蓄积的代谢废物排出体外。平时心情不畅快，性格犹豫不决的人可以时常搓和敲打胆经，这样等于给自己做了

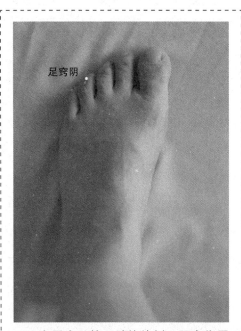

足窍阴

●足窍阴在足第四趾的外侧，距离指甲外缘0.1寸。

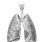

个自我保健。

搓胆经的方法是：先用手掌根部从臀部胯骨后方开始，沿着腿部裤缝的位置从上往下搓，一直搓到足外踝，搓6～9遍后再点按胆经的井穴足窍阴，力度以痛为止。足窍阴在足第四趾的外侧，距离指甲外缘0.1寸。

敲打胆经的方法是：手握空心拳，用小指那一侧敲打腿部的胆经，位置与上面介绍的相同，一般敲打次数不拘泥，工作间隙和睡觉前都可以敲打，力度以酸、胀、麻、微痛为止。

犹豫不决本来是为了考虑得更周全，人人都有不能决断的时候。莎士比亚剧作中的哈姆雷特王子说："To be, or not to be? It is a question."人类永远有两难的境地，但是过度的犹豫不决就会给精神造成困扰，使气血郁滞、经络郁滞，所以我们必须要有目的地培养果断的意识，思前想后的结果未必是最好的。

《黄帝内经·上古天真论篇》说到的"志闲而少欲，心安而不惧"才是最符合自然的心态。

TIPS：

●性格犹豫不决的人，往往也容易心烦易怒，这除了有性格原因外，与神经—内分泌紊乱也有一定的关系。中医疏肝解郁温胆的治疗可以改善神经—内分泌的紊乱。

●现代医学研究发现，胆囊除了是一个辅助消化的器官，也与人体的免疫机能有关。切除了胆囊的人，免疫力更低。因此当发生胆囊疾病时，应与医师充分商量讨论是否有切除胆囊的必要性。

二、少阳为枢

——从少阳调理，推开抑郁的心扉

抑郁是很多人都经历过的情绪低谷。遭遇负性事件的打击，经历创伤、持续缓慢而沉重的生活压力、躯体疾病等等，都可能让我们陷入抑郁。

抑郁和快乐一样，是情绪的一种，无所谓好坏。就好像阳光总会有照不到的地方，有快乐就会有悲伤。对于一个身体健康、阳气充沛的人而言，即使有短暂的抑郁，也不会陷入负性情绪的泥潭。但是对于原本阳气不足，少阳胆火郁滞，或者少阳痰瘀凝滞的人而言，就很容易陷入情绪的黑洞，难以自救。

少阳是我们人体的一个枢纽。《黄帝内经》把少阳经比喻成开与合中间的枢纽。《黄帝内经·阴阳离合论篇》及《黄帝内经·根结篇》都提到"太阳为开，阳明为合，少阳为枢"。

少阳的枢纽作用，一是体现在少阳经连接着外部（太阳表）和内部（阳明里），二是体现在少阳相火对五脏六腑的调节作用。

相火是用来辅助身体运行的主要动力的一种辅助能量。足少阳胆经中蕴藏的相火在正常情况下，是一团小小的、具有温暖作用的、可以持续提供能量的火苗。

如金元时期名医朱丹溪所述："天非此火不能生物，人无此火不能有生。"少阳胆火过于亢盛，就会扰动心火，人就会出现失眠、亢奋、烦躁等情绪；少阳胆火绝对不足，或者因为痰、湿、瘀血凝结胆腑或胆经，阻碍了胆火的正常温煦工作，出现胆火相对不足，就不能够驱散身体的"阴霾"，心理上就容易出现抑郁、悲伤等属"阴"的负面情绪。如果胆腑长期痰、湿、瘀血凝滞，"阴霾"久久不能消散，就会发生抑郁症。

罹患抑郁症是怎样的一种感受呢？

抑郁症患者有这样的共同点：最开始时对所有事都失去兴趣，觉得一切都没有意义，好像身体里感受快乐的功能没有了，紧接着便陷入了对自己无边的失望和厌恶中。抑郁症就像是一个大大的黑洞、泥潭，人一旦跌落，就只能不停地向底部陷，越陷越深，不可自拔。抑郁症患者很想改变，但是却无能为力。这时需要医生的治疗、家人朋友的关爱，以及患者自身不放弃，几方面协同作用，抑郁症患者才有望康复。

随着现代精神卫生医学和神经医学的发展，越来越多的研究认为，抑郁症的发生与中枢神经系统中缺乏引发快乐的神经递质有关。也就是说，是脑的功能出现了问题。服用抗抑郁的药物可以补充这类神经递质，改善抑郁情绪。

中医治疗抑郁症早有渊源。

中医学把抑郁症称为郁证，并指出郁证有多种表现形式，比如精神倦怠、食欲不振、失眠多梦、头痛、胃痛、关节痛……有些看似躯体的问题，其实都是郁证的表现。正如朱丹溪说道："一有怫郁，百病由生。"

郁证不适宜补，也不适宜泻，而主要通过和解少阳、调畅气血的方法来治疗。

中医治疗抑郁症，需要一方面维持胆火的温煦作用，一方面祛除胆腑、胆经凝结的痰、湿、瘀血，维持胆腑中清的本来属性。

宋代的官方医药书籍《太平惠民和剂局方》中记载的逍遥散就是一个和解少阳、调畅气血的古方，后世中医家常在逍遥散的基础上加减以治疗郁证，在改善患者的情绪、睡眠、食欲方面起到了很好的作用。

中医古籍经典《伤寒论》中的柴胡桂枝龙骨牡蛎汤，具有和解少阳、升发经气的作用（但不限于该作用），原文记载可以治疗胸闷、心烦、易惊等症状，也被后世医家用于治疗多种情志疾病，包括郁证。当代中医名家、首都国医名师郝万山教授就擅长用柴胡桂枝龙骨牡蛎汤加减治疗郁证，收到了很好的治疗效果。

除了药物之外，一些自然疗法也有助于舒解抑郁情绪。

日光浴是最简单、起效最快的自然疗法。太阳是自然界最大的能量体。地球上一切物种的阳气，都来源于自然界的阳气，也就是太阳能量的层层富集。日光浴可以帮助人体从自然界补充阳气。抑郁的人可以借助阳光之阳补充少阳之火，帮助驱散"阴霾"。现代医学研究表明，人在日照下，中枢神经系统的多巴胺和内啡肽分泌会增加，这两种物质都能带给人快乐的心情。

运动是另一种主动集结阳气的自然疗法。中医认为"阳气生于四肢"。运动有助于升发阳气，帮助温煦少阳之火。现代医学研究表明，人在运动30分钟后，中枢神经系统的多巴胺和内啡肽含量逐渐增加。这也说明了为什么人在心情低落的时候，进行健走、慢跑、登山、打篮球等运动后，挥洒汗水后，就会感到心胸开阔。从中医角度来看，四肢运动调动了身体的阳气，有助于少阳之火升发和疏散。

艾灸也是一种治疗抑郁的简便廉验的中医疗法。罹患抑郁症的人，常常感觉到身体发僵、发沉，尤其是肩背不能伸展，走路时低头驼背，肢体也传递着阴郁的信号。在督脉（整条脊柱）上施展艾灸，即督灸，可以温煦督脉经络，在外调理背部关节，在内调理脏腑，起到升发阳气的作用。心情抑郁的人使用督灸疗法，可以有效改善身体发僵、发沉的状况，让人重新昂首挺胸，找回自信。

同时，在心情郁结之时，及时、合理地向他人倾诉，避免负性情绪层层积压，有助于预防抑郁症的发生。及时寻求心理支持，如家人、朋友、医生都可能是拉我们走出抑郁泥潭的有力大手。当抑郁情绪真的到来之时，我们也不必因悲观论、无用论而紧闭心扉，最后越陷越深；找准少阳这个枢机，推开那扇窗，窗外还是阳光明媚。

TIPS：

　　初步评判是否患有抑郁症的方法：

● 主要症状：

　　1. 连续数周情绪低落；

　　2. 兴趣或乐趣感丧失；

　　3. 精力下降（难以消除的疲乏感）。

● 次要症状：

　　1. 精神、运动迟滞；

　　2. 食欲下降，体重减轻；

　　3. 睡眠质量下降，失眠时间明显延长；

　　4. 注意力下降；

　　5. 性欲减退；

　　6. 躯体症候群（如心悸、头痛、胃胀、胃痛等）；

　　7. 重度抑郁者出现自杀观念或自杀行为；

　　8. 重度抑郁者出现幻觉或妄想（多数为自罪妄想）。

　　（以上评判方法须经心理专科医师进行评判，或仅供非专业人员参考）

　　进行上述评判时需排除器质性病变、排除药物作用、排除精神分裂症病程中的抑郁发作。

　　符合*2*条主要症状和*3*条次要症状者，诊断为轻度抑郁；符合*3*条主要症状和*4*条次要症状者，诊断为中度抑郁；凡出现第*7*条和（或）第*8*条次要症状者，诊断为重度抑郁。

三、怯士之得酒……当是之时，固比于勇士，气衰则悔

——切不可饮酒壮胆

古人有无数痛快饮酒豪气干云的诗词歌赋，如苏轼的"酒酣胸胆尚开张，……会挽雕弓如满月，西北望，射天狼"；李白的"人生得意须尽欢，莫使金樽空对月"；王维的"新丰美酒斗十千，咸阳游侠多少年"……

酒总是与豪气、勇气、侠气联系在一起。喝酒之后，人的胆量的确会变大。生活中一些胆小怕事、犹豫不决的人，喝酒后会变得胆大许多，这就是俗话说的"酒壮熊人胆"。

《黄帝内经·论勇篇》提到过量饮酒对人的胆量的影响："黄帝曰：怯士之得酒，怒不避勇士者，何脏使然？……酒者，水谷之精，熟谷之液也，其气慓悍，其入胃中，则胃胀，气上逆，满于胸中，肝浮胆横，当是之时，固比于勇士，气衰则悔。"意思是，酒是熟粮食酿造的，是水谷的精华，饮酒后胃气胀，气逆着向上走，充填在胸中，使肝气上升，胆汁横逆，而胆主决断，饮酒后人的行为自然与勇敢的人相同，但是这种人酒醒后，肝气衰降下来，就会因为自己酒后做出的事而感到懊悔、沮丧。

妄图靠饮酒来壮胆不是真正的勇士所为。

酗酒是毁伤身体的行为，会造成肝气、胆气浮动横逆，做出不理智的决定，对他人和自己都造成伤害。许多刑事犯罪都是在醉酒之后

发生的，许多交通事故也跟肇事人饮酒有关。等到当事人酒醒之后，必然是"气衰则悔"，甚至痛哭流涕，恨自己为什么喝醉了做出不可挽回的错事！

酒本来是好东西，是粮食酿造的精华，有舒筋活血的作用，适量饮酒可以作为保健之用，可是过度饮酒、嗜酒如命就大不应该！

很多疾病都会因为饮酒而加重病情，医生都会劝诫病人戒烟、戒酒。可是不少病人烟照样抽、酒照样喝，他们自己也说，知道喝酒伤肝，可是戒不掉！我认为，那些说戒酒戒不掉的人，都是还没有病到一定程度，还不够难受。如果真的病到痛苦不堪，或者危及生命，他们自然就会下决心戒酒。

我曾遇到一个正当壮年的男性病人，他因为胆结石、胆囊炎来就诊，由于结石堵塞在十二指肠壶腹部，造成胰腺的分泌受阻，血清中胰酶升高，这是很危险的事情。经过一段时间的中医药治疗后，他的胰酶下降了，胃口也恢复了，可他却禁不住诱惑，犯酒瘾了。再一次来看病的时候，他哭丧着脸，说右肋下又痛了，胰酶又升高了。当时问他是不是又喝酒了，他不好意思地说是，还说酒就是他的命，几天不喝酒就憋得难受。

医生真是哭笑不得，竟然有喝酒喝得不要命的人！

过量的酒精就是毒，会毒害肝胆。酒还会助长肝胆的湿热。大多数胆囊炎本来就有肝胆湿热的病机，若病人再喝酒，当然病就更难以痊愈。医生一边给病人清利肝胆的湿热，病人却一边喝酒助长湿热，这难道不是自己害自己吗？

喝酒伤肝还有什么表现呢？有些长期喝酒的人，一旦不喝酒就会出现手抖、头颤的表现。其实这就是中医所说的"风"（中医把一切不自主的异常的颤动都称为"风"），而风动的发生就跟肝受损有关。这个肝不是指西医学说的肝脏，而是包括了肝胆系统与一部分神经系统（锥体外系）。

有一个长期喝酒的人，因为应酬戒不掉酒，已经造成了不自主眨眼的习惯，这种眨眼不是普通的瞬目眨眼，而是眨到眉毛鼻子像缩成一堆，平均1分钟眨一次。这就是肝受酒毒所害的表现。我给该病人做了两次针灸治疗，病人眨眼的症状有所好转，眨眼频率明显减少。但因为他仍然贪杯无度，最终眨眼的症状依然没有治愈。

如果因为胆量小，想靠饮酒壮胆，那就大错特错了！《论语》中说道："暴虎冯河，死而无悔者，吾不与也！"意思是说，赤手空拳打老虎，徒步涉水过河，像这样有勇无谋、贸然行事而不怕死的行为，我（孔子）不赞同！——喝酒后陡然上涨的胆量，不就是这样有勇无谋的傻胆量吗？

想要壮胆的话，应从生活中调养。一是多吃牛羊肉。牛肉是补血作用比较强的肉类，可以补养肝血，同时牛羊肉的热性还可以滋养身体的阳气，肝血和阳气足了，胆的精气也就充足了，就不会胆小怕事。二是不过度操劳，尤其是不用眼过度，不思想过度，不欲望无穷。人生中的琐碎事情繁多，常常让人越想越犹豫不决，而造成胆小畏缩。三是保证睡眠，晚上11点之前一定要上床休息。现在许多人喜欢熬夜，或者熬夜工作，或者通宵娱乐，这种习惯非常不好。子时（午夜11点至1点）是胆经经气旺盛的时段，胆经需要在这时候休息，如果得不到足够的休息，胆气就会过度消耗、慢慢衰减，人的胆量就会变小。最后，要在处事上多多锻炼自己，时常给自己一些正向的暗示，培养果断、善于决断的性格。

做到了以上几点，不用喝酒壮胆，胆量也会变大，而且不是有勇无谋的傻胆量。

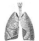

TIPS：

●适度饮酒可舒筋活血，过度饮酒则损耗身体。嗜酒的人可以从控制饮酒开始，逐渐减少饮酒量。

●在疾病的发生发展期，不建议饮酒，否则容易造成病情反复。

●借喝酒发汗治疗感冒的做法不可取，这样反而容易造成寒邪深入血脉。另外，感冒初期可喝姜汤发汗。

四、胆者，中清之府
——胆腑最怕有湿热

肝属脏，胆属腑，肝胆互为表里。这一对脏腑最怕有湿热，当肝胆有湿热时人就会出现一系列病症，用现代医学的观点来看，有消化系统的病症、神经系统的病症、心血管系统的病症，还有外科的病症。为什么肝胆的湿热会引起这么多系统的病症呢？这是因为胆经是少阳经，少阳就是小阳，相当于一扇门，门这边是阴，门那边是阳，如果少阳经出现问题，就好比门的开关不受控制了，人体的阴和阳就要失调，从而导致多种病症。

《黄帝内经·灵枢》中说道："胆者，中清之府。"就是说，胆是中正、清洁的，不应该受邪气的干扰，如果胆感染了邪气，或有代谢废物的淤积，人体就会出问题。

对胆腑来说，最容易感染的邪气就是湿热邪气。这种湿热邪气有来自于自然界的湿热之气，如引起暑天黄疸的湿热邪气，也有自身饮食不节、情绪异常导致的内在的湿热之气。常吃油炸食品、味道厚重的菜肴或经常大鱼大肉的人容易内生湿热，爱生气、爱郁闷的人也容易内生湿热。所以要保持胆腑的清，就要避开湿热天气，比如暑天时在外活动的时间不可过久，清淡饮食，少吃油炸食品，少大鱼大肉，多吃蔬菜水果，经常饮用有清热利湿作用的药茶。

肝胆有湿热时，湿热常常沿着经络侵害到人体。胆经沿着人体的两侧分布，从头的两侧，绕着耳朵，从躯干的侧面和大腿两侧一直下行到第四脚趾。

腮腺位于胆经循行的经络上，腮腺炎往往跟胆经湿热有关系。腮腺炎时可以进行刮痧调理：沿着手臂外侧正中，从上往下刮痧，再沿着大腿外侧正中，从上往下刮痧。手臂外侧正中是手少阳三焦经的循行之处，腿外侧正中是足少阳胆经的循行之处，刮痧可以泻这两条经络的湿热。

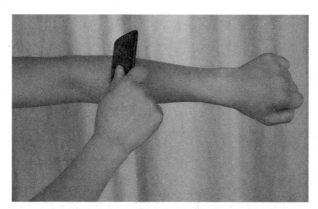

此外，取一片仙人掌，把刺拔掉，捣碎后敷到肿胀之处，用纱布固定。一般24小时后肿胀就会消退。

以前腮腺炎只有小儿才会得，现在很多成年人也得腮腺炎。我治疗过一例成年人腮腺炎，病人遵医嘱服用罗红霉素和阿莫西林后，症状仍不缓解，张嘴都痛，后来用了我说的刮痧和外敷仙人掌的方法，只一天腮腺就消肿了，胃口也恢复了。

《本草纲目拾遗》中说到仙人掌味淡性寒，功能行气活血、清热解毒、消肿止痛，不单治疗腮腺炎效果好，治疗带状疱疹也有很好的作用。带状疱疹俗称蛇串疮，又叫火龙缠腰，大多数是肝经郁火或者肝胆湿热造成的，一般长在腰部、腹部、胸部的两侧，也有的人长在耳廓上，会引起剧烈疼痛。仙人掌去刺、捣碎后外敷长疱疹的地方，可以促进疱疹消退。

肝胆湿热还可能造成消化系统的问题，比如食欲不振、恶心泛酸、嘴里总有苦味。胆经湿热的典型表现就是嘴里有苦味。《伤寒论》中说少阳经（胆经）的病表现为口苦、心烦喜呕、不欲饮食，这些都是胆经湿热的症状。

有些人嘴里有苦味、食欲不振、恶心欲吐，以为是胃不好，到医院检查才发现是胆囊炎。而有些人诊断虽不是胆囊炎，但中医也辨证为肝胆湿热。不管是不是胆囊炎，只要辨证为肝胆湿热，用清利肝胆湿热的办法一般都能起效。

那么怎么判断自己是不是肝胆湿热呢？首先要明确自己有没有食欲不振、恶心泛酸、嘴里总有苦味的症状。然后对着镜子观察舌苔，如果舌苔又黄又腻，刮都刮不掉，肯定是体内有湿热；如果舌头两边的舌苔增厚，舌中间的舌苔略薄，也能明确是肝胆湿热。这时候一是可以向身边的中医师寻求帮助；二是在腿部的胆经上进行刮痧治疗，从上刮到下；三是调理饮食，清淡饮食，少吃油炸食品，少大鱼大肉，多吃蔬菜水果，适量饮用有清热利湿作用的药茶，比如夏枯草泡茶、金钱草泡茶、白茅根泡茶、玉米须泡茶。

夏枯草是一味味苦辛性寒，归肝、胆经的药，清利湿热的作用适中，大部分市场上卖的凉茶中都有夏枯草的成分。我们暑天喜欢喝凉茶，就是因为暑天湿热重，凉茶里的夏枯草等成分有清利湿热的作用。

金钱草是一味味甘咸性寒，归肝、胆、肾、膀胱经的药，清利湿热的力量比夏枯草强一些，除了能清理肝胆湿热，治疗胆囊炎、肝炎之外，对膀胱炎、前列腺炎等也有一定的作用。

白茅根是一味味甘性凉的药，《本草纲目》上说它可以治疗黄疸。它清利湿热的作用弱，但不伤胃。

玉米须是一味味甘淡性平的药，《现代实用中药》中说它是治疗肝炎性黄疸、胆囊炎、胆结石的有效药。这个药清利湿热的作用最弱，没有寒性，即使胃寒的人也可以长期泡茶喝。在夏天玉米丰收的时候，买回玉米，把玉米须剥下来晒干后泡茶饮即可。夏季湿热重的时候多喝玉米须茶对身体有好处。

胆经湿热还会引起神经系统的症状，最典型的表现就是心烦、睡眠差，不容易入睡。这样的人舌体红红的，舌苔又黄又腻。心火旺也会影响睡眠，但仅仅心火旺、胆经没有湿热的人，他们只是舌尖特别红，舌苔不厚不腻。如果舌苔厚、腻、黄，则一定要清胆经的湿热，人才能睡得安稳。

中医有一个很好的方子叫温胆汤，出自宋代医书《三因极一病症方论》，用于治疗胆气不足，胆经有痰、有湿热造成的失眠。如果有如上失眠症状的人可以咨询身边的中医师，明确自己是否需要服用温胆汤。

前面介绍过的搓和敲打胆经的方法也是疏通胆经湿热的好方法。有部分失眠的人靠敲打胆经，就摆脱了长时间服用安眠药的习惯。

愿大家都能找到最适合自己的方法，维护胆的"中清"的特性，无病无灾。

TIPS:

●儿童腮腺炎多数是由于病毒感染引起的，且有一定的传染性，需要隔离。中药治疗病毒感染效果优于单纯西药治疗。

●入睡困难，多数是实证，如果舌苔厚腻，有可能是肝胆湿热；入睡无困难，睡后容易醒，多数是虚证。需要根据自身情况辨证治疗失眠。

●夏枯草和金钱草性味苦寒，虽然可以清利湿热，但长期服用苦寒败胃，容易引起腹胀、食欲不振、胃痛。

五、凡十一脏，取决于胆也
——疏通胆经是对五脏六腑的保健

我有个四十多岁的女性亲戚，她长得很漂亮，脸上基本看不出年龄的痕迹。由于患慢性胆囊炎，她右肋下经常隐隐作痛，尤其是跟人生气后或者大鱼大肉之后，不但疼痛加剧，还伴有反酸，食欲不振，因此她一点肉都不敢吃了。时间长了之后，她的气色大打折扣，不靠化妆品遮盖就比较显老。她为此很烦恼，但医生说慢性胆囊炎没有特效药可以治愈，只能控制让它不发作，如果要治愈疾病只有做手术把胆囊切除。

她很犹豫，到底要不要切除胆囊呢？我当即建议她最好不要切除。

人体的任何一个器官都是有用的，绝对不能随便切除。以前西医学认为阑尾是人体进化不全的表现，留着阑尾就是留下了得阑尾炎的隐患，所以病人一犯阑尾炎就把阑尾切除。又过了几十年，科学研究发现阑尾具有免疫调节的作用，切除了阑尾的人免疫力更差，更容易发生恶性疾病。同样，胆囊除了是一个辅助消化的器官外，也有免疫调节作用。

早在三千多年前，《黄帝内经》中就说到了胆的重要作用。《黄帝内经·脏气法时论篇》提出："凡十一脏，取决于胆也。"就是说，五脏六腑的生理功能的协调都要靠胆来完成。可见胆对我们有多么重要，哪里能随便切掉呢？

胆对五脏六腑的调节体现在两个方面，一是少阳相火，二是枢机作用。所谓相火就是辅助君主的火。胆里藏着相火，用来辅助君主心的功能，能够温暖脾胃，帮助消化食物。

明代医书《医贯》中说："饮食入胃，如水谷在釜中，非火不熟，脾能化食，全借少阳相火之无形者。"

《医学衷中参西录》中说："为其寄生相火也，可借火生土，脾胃之饮食更赖之腐熟。"如果胆中的相火不足，脾胃就会虚弱，不能很好地消化食物，机体就缺乏营养物质供应。

之前提到的这位患慢性胆囊炎的亲戚，因为胆有问题，导致食欲不振、精神气色不佳。后来她服用了十余剂利胆健脾的中药，食欲恢复了，气色也好转了，她再也不提切除胆囊的事了。

枢机作用是什么呢？《黄帝内经·阴阳离合论篇》中说道："少阳为枢"，就是把少阳比作一扇门的枢纽，门这边是阳，那边是阴，阴与阳的调和要靠少阳的开阖来完成。因为足少阳即胆经，胆出了问题，五脏六腑的阴阳都要失调，机体的功能就要紊乱。如果胆经不能正常开阖，门这边的阴和那边的阳就会起冲突，从而导致各种疾病发生，如消化系统的病症、神经系统的病症、心血管系统的病症以及外科的病症。《伤寒论》中谈到少阳经受了邪气，就会有往来寒热、胸胁苦满、不欲饮食、心烦喜呕等症状。

举个例子，有少部分心脏病人心律失常、心绞痛发作，实际上是胆经的问题引起的。

《黄帝内经·脉解篇》说道："少阳所谓心胁痛者，言少阳戌也，戌者，心之所表也。"就是说，少阳经邪气盛了会引起心的疼痛。明代医书《医学入门》中说道："然则心者，虽为君子之君，而实听命于

153

胆。"就说明心虽然是脏腑的君主，也要听从胆的调节。

所以有的心脏病人在心绞痛发作的时候，不是以典型的胸骨后压榨性疼痛为主，而是表现为心口痛，连着上腹部痛，上腹部感觉满、闷、胀，嘴里有苦味，舌苔又黄又腻，这就是少阳经枢机调节的工作"失职"引起的问题。

我曾经治疗过一个这样的老年女性，她频发心律失常，总去当地的西医院输注活血化瘀的药物，可是输液期间仍出现心律失常，发作的时候自觉心慌、胸闷、上腹部胀，嘴里又酸又苦，吃不下饭也睡不着觉。我一看她的舌苔，又黄又腻，左边的舌苔尤其厚，再诊她的脉，脉弦且涩，于是判断她是少阳经湿热，同时气滞血瘀，就给她开了一个《伤寒论》中调节少阳经的方子，她服用了十剂以后，心律失常再没有发作了，而且感觉身体清爽多了。

所以说，足少阳胆经不能郁滞，疏通胆经是对五脏六腑的保健。

疏通胆经最简单的方法就是搓和敲打这条经络。搓可以疏导郁滞的气血，敲打可以震荡、激发经络的正气，使蓄积的代谢废物排出体外。另外，子时（午夜11点至1点）是胆经经气旺盛的时刻，这时候应该卧床休息。如果连夜劳作，胆经就会异常亢奋，也就容易发生疾病。有许多名人都是在工作到深夜的时候突发心血管疾病而死亡的。

有的人会有疑问：如果胆囊已经被切除了，敲打胆经是不是就没有作用了？

当然不是！

中医所说的胆不仅仅指胆囊这个实质性器官，还包括肝胆系统、一部分胃肠道系统以及一部分神经系统的功能性系统。胆囊只是胆系统的一部分。胆囊要受胆经的调节，胆经不通畅时胆囊容易发生疾病，但并不意味着胆囊切除后胆经就失去了调节作用。胆囊切除的人敲打

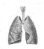

胆经可以促进胆汁在肝脏内的分泌和排泄，有助于预防肝内小胆管淤积和预防食用油腻食品后引起的腹痛。

只有胆经通畅没有郁滞，少阳相火才能不衰竭也不过度旺盛，少阳的枢机作用才能正常发挥，五脏六腑才能够得到很好的调节。

TIPS：

●少阳相火不足，则不能协助脾胃运化食物；少阳相火过盛，又容易引动心火。因此温和中庸，才是健康之道。

●少阳的枢机作用还体现在寒热调节上。感冒后一阵恶寒一阵发热，就是少阳经受邪的表现。此时可以用有和解少阳作用的"小柴胡冲剂"治疗。

六、病之始起者，可刺而已
——针刺胆经腧穴对许多病症有奇效

足少阳胆经是一条非常长的经络，从头面部的眼外角出发，到达头的两侧，绕耳朵一圈，又顺着颈后、躯干的两侧往下走，经过臀部，经过大腿的外侧、小腿的外侧，经过足踝外侧，沿着足背一直到达第四足趾指甲缘的外侧。所以人的眼睛、耳朵、颈项、两胁、臀部、腿外侧的许多疾病都可以从调理胆经去治疗，包括眼花、耳鸣、耳聋、颈椎病、胆囊炎、胆结石、胁肋痛、坐骨神经痛等等。

《黄帝内经·阴阳应象大论篇》说道："病之始起者，可刺而已。"就是说，疾病发生后，如果邪气还在皮肤筋肉间的话，用针刺的方法就能治好。这也正是《扁鹊见蔡桓公》中扁鹊所说："疾在腠理，汤熨之所及也；在肌肤，针石之所及也……"因为病邪还在人体的浅部，没有深入到脏腑和骨髓，所以用针刺的方法很快就能治好。

胆经上的一些穴位对某些病症有特效，针刺一次，疗效立竿见影。有时甚至不用针刺，只需用手按一按揉一揉，也能收到很好的疗效。

先说说风池。这个穴位在后颈部，枕骨之下，胸锁乳突肌和斜方肌上端之间的凹陷中。在取穴时，把大拇指和其余四个指头张开呈大约70°角，用中指抵住太阳穴，大拇指往头的后面一扣，点到的位置就是风池的位置，按对穴位时人会有种胀胀的感觉，甚至感觉到胀感沿着头两侧往顶上蹿。

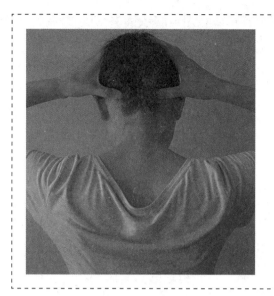

●风池的简便取穴法：把大拇指和其余四个指头张开呈大约70°角，用中指抵住太阳穴，大拇指往头的后面一扣，点到的位置就是风池的位置。

风池是治疗感冒非常有效的穴位，可以驱散风寒和风热，尤其对缓解感冒后鼻塞不通、头痛等不适有很好的效果。我的经验是，感冒刚开始的时候，针刺风池，捻转得气，病人头上会微微冒汗，十五分钟后起针，感冒就会好转。

用手指点按风池也能达到效果。当感冒、鼻塞、流涕时，先用拇指点揉风池，力度要以胀痛为止，穴位敏感的人还会感到鼻腔里有种酥痒的感觉。点揉风池3分钟后，再用食指或中指点揉面部的迎香2分钟。迎香的位置在鼻翼中点的两侧，点对穴位时人就会觉得上牙龈连着鼻腔都酸、酥、麻。

如此这般，点揉风池3分钟配合点揉迎香2分钟，重复2～3次后，鼻子立刻就通气了，鼻涕也消失了！

风池还可以治疗偏头痛。胆经分布在头的侧面，所以头一侧的痛跟足少阳胆经受邪有关。当发生偏头痛时，先轻轻揉两侧的太阳穴，再用拇指点揉风池，揉3～5分钟，头痛就能显著缓解。

风池还能让眼睛明亮，特别是对长久使用电脑、看书、用眼过度造成的眼花、眼胀，点揉风池有奇效。

长期用眼有视疲劳的人，可以在用电脑或读书一段时间后，闭眼，点揉风池，然后再睁眼，如此，就会觉得眼睛清亮很多。这招可以预防近视，或阻止近视进一步加重。

孙一民是京城四大名医施今墨先生的大弟子，他总结了一套挑针治疗惊风的疗法，叫"挑惊疗法"。小儿惊风就是指小儿受惊吓，或感冒发热后出现的颈项强、硬，身体抽搐，抽搐时全身肢体向后反张。这个病如果不及时治疗会损害小儿的中枢神经。

孙一民老中医的经验是，用一根消毒过的小号针头，先在小儿头顶百会上挑一下，再挑风府、两侧耳尖、印堂、人中、风池，最后挑长强，每次挑完都挤出几滴血。小儿被挑针后会大哭一阵，然后颈部就不硬了，强硬的身体也柔软下来，一般过一会儿就会入睡，惊风也就好了。

胆经上还有一个非常重要的穴位——阳陵泉。这个穴位在小腿外侧，腓骨小头前下方的凹陷处。

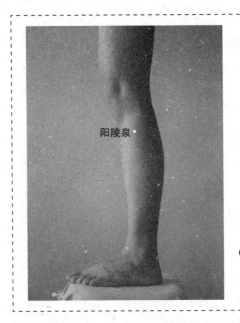

阳陵泉

●阳陵泉在小腿外侧，腓骨小头前下方的凹陷处。

找对阳陵泉后，用拇指点住，前后拨一下，随着手指的拨动会有一种麻感沿着小腿传递下去，仿佛过电一般。阳陵泉是胆经的合穴，可以治疗胆囊炎、肝炎、口苦反酸等。它还是一个特殊穴位，可以治疗所有跟筋有关的病症。所以中医讲"筋会阳陵泉"。

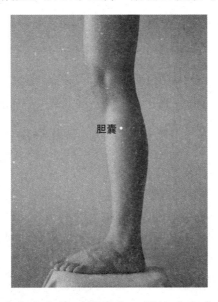

阳陵泉下方1寸有个穴位叫胆囊穴。听这个名字就知道该穴可以治疗胆囊的疾病。在胆囊炎发作，右肋下疼痛的时候，点揉双侧的阳陵泉3分钟，再点揉胆囊穴3分钟，点揉到手下胀痛为止，如此重复2~3次，腹痛就能明显缓解。

阳陵泉还可以治疗坐骨神经痛。一般用这个穴位配合胆经的环跳，在穴位上针刺20分钟，对坐骨神经痛的治疗效果很好。

坐骨神经痛发作的时候，人走路都困难，自觉痛感从臀部向腿部窜。如果不会针刺的话，就先用手拨动阳陵泉，以有过电般的麻感向小腿窜动为最佳效果，然后用手指点揉臀部的环跳。环跳在臀部外上方，股骨大转子最凸点与骶管裂孔连线的外三分之一交点处。有坐骨神经痛的人点对了这个穴位时会有又酸又胀又痛的感觉！每天自己点揉阳陵泉和环跳，再用艾条熏灸这两个穴位15~20分钟，直到皮肤发红发热为止，这样连续治疗10天，可以缓解坐骨神经痛。

平时胆汁分泌不足，或已经切除胆囊的人，饮食过于油腻时会觉得肚子胀，这时先从上到下揉按肚子，再点揉阳陵泉，就能解决肚子胀的问题。

《黄帝内经·五脏生成篇》说道："人有大谷十二分，小溪三百五十四名，少十二俞……"所谓大谷、小溪、俞，就是经络的气输入和停留的地方，就是我们人体的穴位。我们的老祖宗早就给我们总结了这些穴位治病、防病、养生、保健的应用之道，用对了便能立竿见影解决问题！

TIPS：

●现代医学研究表明，穴位具有很强的信息传导作用，包括生物电信息、内分泌信息、神经冲动的信息等等。但穴位如何发挥有靶向治疗作用的详细机制，目前尚不明确。

●建议大家自己操作时，用点揉的方法按摩穴位，而不是用针刺的方法。有时针刺过深会损伤神经，需要由有经验的针灸师操作。

●由于臀部肌肉丰厚，按摩环跳穴时，手指的力量可能不足，因此可以用肘部按压按摩。

七、其民华食而脂肥，其病生于内
——胆道疾病大多数是吃出来的病

随着社会的发展，经济水平的提高，人们在饮食方面有了很大的改善。现在城市里很少有吃不饱的人，大家都在想法子吃得更好、更精、更营养。但其实从某种角度来说，社会在进步，我们吃的东西却在退步。

为什么这么说呢？

首先，从前的人饮食上有明显的地域性。比如沿海一带的人吃海鲜比较多，广东福建一带的人吃甜食比较多，四川湖南一带的人吃辣食比较多，山西一带的人吃酸食比较多，而现在随着交通的发展，各省市交流增多，饮食的地域性就不强了。

随着生活水平的提高，高血压、糖尿病、痛风、一些过敏性疾病的发病率反而上升。这些病很大程度上是吃出来的。举个例子，世世代代生活在内陆的人，本来肠胃是不能消化海鲜的，可有的人特别喜欢海鲜的味道，一次吃太多，就容易诱发痛风和一些过敏性疾病。有的人就餐完立刻就发病，有的人过一段时间再发病，而且还不知道自己犯病是吃海鲜惹的祸呢！

再举个例子，国内外的调查研究都表明，胆结石和胆囊癌的发病具有肥胖优势。什么意思呢？就是越胖的人越容易患胆结石和胆囊癌。近二十年我国肥胖体型的居民人数大大增加，从学龄前儿童到中老年，大腹便便的人大有人在。无怪乎《黄帝内经·异法方宜论篇》说道："其民华食而脂肥，故邪不能伤其形体，其病生于内。"就是说，吃得精细、长得肥胖的人，形体很丰满，不容易受外邪侵袭，而容易由内生出疾病。胆结石、胆囊癌这些不就是内生出的疾病吗？

其次，从前的人饮食有明显的规律性。古代没有那么多娱乐活动，大家都是日出而作日落而息，一天两顿或三顿按时吃饭。可现代人由于工作繁忙，娱乐活动也多，经常把早饭推迟到中午才吃，晚饭推迟到凌晨才吃，这就给脾胃、肠道、肝—胆系统造成了很大的负担！

这样饮食无节律，对身体的损耗很大。

不吃早饭的人容易得胆结石。因为在早上，胆囊需要胃消化食物的刺激来排泄胆汁，如果不吃早饭，胆囊淤积了一夜的胆汁就排不出去，久而久之就容易形成结石。

现在不少上班族经常午饭吃得很凑合，晚上海吃一顿，到第二天早晨也没有胃口，也就不吃饭，这样是很伤身体的。且不说一上午能量不足，精力不充沛，单单是罹患胆结石的概率都要比正常吃早餐的人高出好多。再者，午夜12点至1点是胆经旺盛的时候，这时候胆经需要休息，不适合让它亢奋起来，如果这时候还在外面K歌、打麻将、吃宵夜的话，胆经就要亢奋起来去帮助胃消化它接收的食物，这样胆经就容易堆积很多代谢废物，出现肝胆的湿热。所以很多人吃完宵夜后会觉得口干、口苦。

最后，从前的人饮食有明显的季节性。他们顺应四季，地里长什么就吃什么，吃的都是天然食品。但现在市面上很多反季节的水果和蔬菜，这些食物逆季节而生，食物本身所含有的生命能量也发生了变化。

草药讲求采摘时间，是因为其有性、味、归经。食物也是一样。长期吃人为改变了生长时间和地点的食物，食物里改变了的成分也就跟着进入人体，一点点地产生紊乱信息，积累到一定程度，人的身体状况就会发生变化。这种变化是好是坏仍未明确，但可以肯定的是，食物带给身体的细微变化，短期之内尚让人察觉不到。

孔夫子很早就提出"不食不时"，即不吃不在当前季节生产的东西，才是养生之道。

TIPS：

●患有胆囊炎、胆结石的人需要忌油腻饮食，比如红烧肉。如果非常想吃，可以在吃肉的前后搭配一份凉拌的茼蒿，用茼蒿清肝胆湿热的作用来减轻油脂的负担。

●罹患泥沙样胆结石的人，可以用金钱草、海金沙、石韦煎水代茶，久喝有排石作用。

●在中医看来，痛风有湿热痹阻的病理因素。在西医看来，痛风多数有嘌呤代谢障碍，需要综合治疗。在痛风发作急性期，不建议进行局部理疗，否则会刺激痛风石生成。

第七章 胃的养生

胃是受纳水谷的第一站，也是腐熟水谷以供应机体能量的重要场所。

中医讲『有胃气则生，无胃气则死』，体现了胃气在人体生命运行过程中的重要性。然而，无规律、无节制、不均衡的饮食习惯可能在不知不觉中损耗了我们的胃气，或者使胃的阳气和阴液失衡。如何平衡膳食、规律生活、顾养胃气，是现代快节奏生活的人群需要认真对待的问题。

一、胃者，水谷之海，六腑之大源也
——胃好比脏腑能量的供应站

小儿不爱吃饭，怎么办？小儿进食过少，会不会缺乏营养？要不要补充复合维生素片、钙片、卵磷脂？很多家长都有这样的疑虑。

但与其给小儿补充化工合成的药片，不如从谷物、蔬菜、水果、鱼肉蛋类等天然食物中补充天然的营养成分！

我们所吃的食物里面含有各种各样的营养，只要胃能够接受并且消化这些食物，那么我们身体就会有充足的能量。只要脾胃健运，我们就能够得到无穷无尽的生长发育的动力！

《黄帝内经·五脏别论篇》说道："胃者，水谷之海，六腑之大源也。"意思是，胃是水谷汇聚的地方，胃把这些物质转变为营养物质，再供应给脏腑。所以胃好比脏腑能量的供应站。

脾属脏，胃属腑，脏腑相连，脾胃互为表里。脾的功能和胃的功能是紧密联系的。胃受纳水谷，然后靠胃中的阳气把水谷转化成精微的营养；脾则负责把这些营养输送到脏腑、四肢、肌肉。打个比方，如果脾胃是一座发电站，那么胃就是发电系统，脾就是送电系统，脾胃相连不可分。

胃是负责"发电"的，是我们身体的能量供应站。如果胃不好，那么机体的能量就不足。

小儿如果胃发育不良，进食过少，发育慢，个子就长不高。同胞生下的两个小儿，肯定是胃口好、吃得多的那一个长得更高更壮，消化能力弱的小儿通常都面黄肌瘦，个子不高。

学生如果胃的功能不好，上课时注意力就难以集中，老师教的知识也记不住。不吃早餐的学生，往往到了第二节课就会肚子咕噜噜地叫，老师讲什么也听不进去。

因为幼儿和青少年阶段正是生长发育的时候，必须要靠胃的消化来供应能量和各种营养，如果营养跟不上，人就会精力不足，发育迟缓，哪里还能够学习好呢？所以中小学生课间应适量加餐，如添加糕点或牛奶。

上班族如果胃不好，工作效率就会很低，而且经常忘记完成领导交代的任务。由于工作压力大、劳累、饮食不规律等等，不少上班族都患有胃病。这样的人工作效率不如胃功能正常的人高，也不如胃功能正常的人那样总是活力十足，而且他们犯胃病的时候，胃痛得非常难受，多半只能请假在家，哪儿还有力气去上班呢？

有一个二十多岁的白领，她有一份让人羡慕的工作，薪酬很高，但工作需要其考虑各种细节，因此工作压力很大。《黄帝内经》中说"思伤脾"，过度思虑损伤了脾气，胃也自然好不了。她年纪轻轻就患有胃病，犯病的时候胃痛得连话都说不出来，头上直冒汗。因为知道自己胃不好，她通常都在家里吃饭，不敢在外面吃东西，唯恐吃了不干净的东西诱发胃病。同事们都夸她身材好，细腰、细腿，只有她才知道其中的苦楚，她倒宁愿长胖一点丰满一点，可是胃口实在是不好，而且上班时经常头晕，一到下午就疲倦到极点。

这就是脾胃不好，"发电站"没有电力可输送的表现。大家想想，就算家里的电器再高级、再漂亮，没有电的供应也运转不起来。相同的道理，就算身体其他部位再结实，当脾胃的消化功能不好，不能给

167

身体运送能量的时候，人就会精力不济。

前面说到的那位白领，后来经过一段时间的中医治疗，脾胃功能有所恢复，胃痛很少犯了。但是脾胃方面的病，三分靠治，七分靠养，如果自己不会保养脾胃，那任医生的医术再高明，哪怕是华佗再世，恐怕也难以解决问题！

养胃首先要从心情上去调理。大家都有体会，心情好的时候胃口就好，心情差的时候就没有胃口。一天到晚思虑无穷，唯恐没有考虑周全，这样的人肯定胃口不好，因为"思伤脾"，脾不健运也会影响胃的功能。所以一心想要治疗胃病的人，如果还在忧虑、愁苦，那么应先调整自己的心态。

其次要从饮食上去调理。饮食需要有规律，有节制。那些不吃早饭，中午凑合，晚上狂吃海吃的人脾胃往往不好，而且工作效率也不高。饮食没有节制、挑食，这些都不是养胃而是伤胃。

最后，确实有胃病的人可以长期进行食疗。经常胃胀气的人可以常吃柚子、白萝卜、冬瓜；容易胃中冷痛的人可以常喝苏叶生姜茶或热红茶，烹调时可添加葱、胡椒、小茴香、孜然等；胃里灼热、容易反酸的人可以常吃百合、银耳等。消化不良、饭后脾胃不适的人，可以适当选服中成药来助消化，如保和丸、大山楂丸。

保持心情愉快，饮食有规律、有节制，常吃养胃的食物，大家就能吃饭倍儿香，身体倍儿棒，能量十足！

TIPS:

●对于胃口差的幼儿，不能强制饮食，比如规定其每餐必须吃多少量，否则容易造成幼儿心理上对就餐的厌恶，也可能所定的量超出其脾胃的容纳度，反而容易诱发疾病。正确的做法是引导、鼓

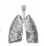

励幼儿规律进餐，限制零食的摄入。

●中小学生正处于生长发育阶段，加之学习用脑消耗了能量，因此在上午10点和晚上自习后容易饿，在这些时段，应适量食用清淡、不油腻的糕点。如果晚上吃太饱或者过于辛辣、油腻，反而会对胃造成不良刺激。

二、阴平阳秘，精神乃治
——养胃，既要养胃阴也要养胃阳

中医学认为，人体健康的理想状态就是阴阳平衡。不仅人体如此，宇宙能量的相对稳态也是阴阳平衡。

《黄帝内经·生气通天论篇》说道："阴平阳秘，精神乃治。"就是说，阴的方面要平顺，阳的方面要固秘，身体和精神才能调和。

一心想把胃养好的人，只顾养胃阴或只顾养胃阳都是不对的，正确的方法是既要顾护胃的阴液的充足，又要顾护胃的阳气的充沛。

胃的阴液是什么呢？就是滋养、濡润胃的血和津液，从现代医学的观点去分析，它包括供应胃的血液，也包括胃的消化液和口中的唾液，但又不限于此。

这样解释比较容易被大家理解：如果胃的血液供应不好，或者消化液不够，人的消化能力肯定是非常差的。

胃阴容易被什么所损伤呢？一是夏日气温太高，人体汗液排出过多，流失的津液就多，阴液损伤后，胃阴也就跟着受损。所以如果天气太热，在户外晒了一天，人就不想吃东西；在锅炉边高温劳作，又不注意补充水分的人，胃口也不会好。因为胃阴受损了。二是食用了太多辛辣的东西，例如辣椒、花椒、油炸食品，这些东西非常燥热，会损伤胃的津液，久而久之胃阴就受损了。所以胃不好的人是不能吃太多辛辣、油腻的食品的。有的人一吃麻辣菜肴就犯胃病，如果抵制

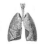

不住麻辣诱惑，就是自己害了自己。

　　我治疗过一个四十多岁的男士，他是个采购员。他因为经常在外面应酬，吃喝不节制，伤了胃阴，连续好几天胃痛得不行。到医院检查后被诊断为糜烂性胃炎，幽门螺杆菌阴性，要进行杀菌治疗。犯病后他就不敢吃辛辣、油腻的菜肴了，只敢喝粥，而且自认为喝滚烫的粥可以把幽门螺杆菌烫死。于是他推掉了一切应酬，天天晚上在家喝烫粥。

　　当他为胃病的事咨询我的时候，我为他喝烫粥杀菌的举动哭笑不得。他嘴唇很红，舌红，舌苔少，大便干燥，排便困难，很明显是胃阴受损导致的胃痛。喝滚烫的粥不但烫不死幽门螺杆菌，还会使胃阴进一步受损。他不该喝烫粥，而应该食用清凉甘润的食物和药物来调理。

　　我告诉他，河南某县高发食道癌，就是因为那里的人爱喝滚烫的粥，伤了胃阴。西医学认为是食道黏膜反复烫伤造成上皮化生，最后导致癌变。

　　这位男士吓了一跳，问我该怎么办。我告诉他：应尽量少喝烫粥，服用养胃阴的中药进行调理，平时多吃山药、冬瓜、银耳、百合。

　　他又问怎样才能杀死幽门螺杆菌。我回答他说：他已经服用了一个月的西药，用的是标准的三联疗法，幽门螺杆菌早就被杀死了！如果仍然胃痛，那就不是杀菌能够解决的了，而应该用中药调理。从中医的角度来说，胃阴滋养起来了，人的正气足了，抵抗幽门螺杆菌根本不在话下。

　　他听从了我的建议，用中药调理了一段时间，又注意清淡饮食，果然胃痛再没有发生过。

171

　　胃的阴液很重要，胃的阳气也同样重要。胃能够消化食物全靠胃的阳气，就像锅能够煮熟食物全靠锅底下有火一样。如果胃阳不足，就会"煮不熟"食物，食物进入胃很久人仍觉得食物堵在胃里，而且吃一点点冰冷的食物就会胃痛、胃胀。

胃阳也要靠饮食来养护。

中医学认为，人体的阳气在一天之中有盛衰的节律。《黄帝内经·生气通天论篇》说道："平旦人气生，日中而阳气隆，日西而阳气已虚，气门乃闭。"就是说，人的阳气在早晨生发，到中午最旺盛，到日暮时分就减退了。

早晨阳气生发的时候，需要进食一些食物，但不能吃太多；到中午的时候胃里的阳气最旺盛，可以多吃一点，多为脏腑运转提供能量；到日暮时分胃里阳气就减退了，此时饮食宜清淡、易消化。

阳气的盛衰跟一天之中太阳光照的强弱变化一致，这就是"天人相应"。现代医学叫"生物钟"或"时间医学"。我们只有顺应这个节律，听从体内生物钟的安排才能健康。如果非要和它逆着干，早晨不吃饭，中午凑合着随便吃，晚上胡吃海塞，胃就要出问题。

早晨吃太多太油腻的东西，胃会受不了。因为这时阳气刚刚生发，还没有那么强的能力去消化太多食物。对于中国人的体质而言，早晨一般吃谷物和优质蛋白质为佳，比如全麦面包+鸡蛋+牛奶，或发糕+鸡蛋+豆浆等等。早餐不适合吃太多肉类。

我认识的一个大学生，放假回家后母亲特意给他补身体，连早饭都要他吃烧鸡。但他的胃受不了这样优厚的待遇——他只吃了一次就恶心呕吐，那一整天都没有食欲。

所以早餐不吃不行，吃得过于丰富也有害无益！

吃太多生冷食物也会损伤胃阳，包括太多的凉菜、冰棍、冰激凌、冰镇饮料和寒性食物。

曾经有一则真实的新闻：一个民工在夏天和同事去吃刨冰，他跟别人打赌，如果他一次能吃下十碗刨冰就由他人买单。那个民工硬是吃下了十碗刨冰，但旋即倒在地上，捂着肚子直冒冷汗，送到医院没过多久就死亡了。这就是一下子吃太多冷物，暴伤了胃阳，导致丧失生命的例子，值得我们警惕！

此处奉劝大家不要贪凉，不要猛喝冷饮，家长们也不要娇惯小儿，任他们吃太多冰棍、冰激凌，这样对胃绝对没有好处！

平时胃阳不足、经常上腹部冷痛、吃一点点冰冷东西就胃痛的人，要常喝苏叶生姜茶或热红茶，日常饮食中可适量添加葱、胡椒、小茴香、孜然等，用热性的食物来驱散胃中的寒气。也可以经常揉按足三里，并用艾条熏灸中脘，这样有助于养护胃的阳气，对突发的上腹部冷痛有治疗作用。

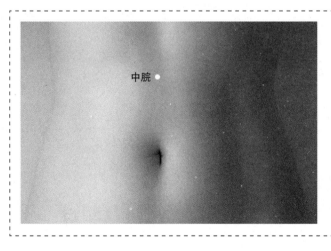

中脘

● 中脘在上腹部，前正中线上，当脐中上4寸。

TIPS：
　●平素胃寒的人建议少喝冷饮，平素胃热的人建议少吃辛辣食品。任何饮食一次性吃过量都会给胃造成很大的负担。
　●幽门螺杆菌感染与胃溃疡、胃癌的发生有关联，但并不是说

173

感染了幽门螺杆菌的人就一定会罹患胃溃疡或胃癌，也有部分人幽门螺杆菌阳性却并无胃病。体检出幽门螺杆菌阳性不能证明身体有问题，没有必要过于精神紧张或有心理负担。

●常喝烫的汤或粥，容易反复烫伤食道黏膜，久之有发生食道癌的风险。而中医则认为是热盛伤阴，阴虚气滞可发生噎膈。

三、水谷之寒热，感则害于六腑
——饮食调养，少生疾病

俗话说：人吃五谷杂粮，没有不生病的。

现代人的很多疾病都是吃出来的。比如高血压、冠心病、动脉硬化、糖尿病、高脂血症、痛风、过敏性疾病以及一些恶性肿瘤，都跟饮食不当有关系。

就拿吃油脂来说，改革开放以前我国人民的经济条件受限制，食用油、肉类等吃得不多，患冠心病、糖尿病、高脂血症和恶性肿瘤的人比较少，而随着生活水平的改善，人民摄入的油脂量增多，得这些病的人大大增加。现代医学研究表明，冠心病、糖尿病、高脂血症等疾病与高脂肪饮食密切相关，甚至有研究认为肥胖是患这些病的独立危险因素。

《黄帝内经·阴阳应象大论篇》说道："天之邪气，感则害人五脏；水谷之寒热，感则害于六腑。"意思就是，人生病固然有感受外界邪气的关系，也跟饮食不当有极大的关系。

但谁不吃饭喝水呢？

《庄子·逍遥游》写道："藐姑射之山，有神人居焉，肌肤若冰雪，绰约若处子，不食五谷，吸风饮露。"难道只有这样不食人间烟火的神人才不感受水谷的寒热，不会生病吗？

其实不然！就算是平凡人，只要饮食上调养得当，能调节水谷的寒热，就不会因为饮食不当而生病。

调节水谷的寒热，首先就要注意饮食不要过寒也不要过热，过寒或过热都会损伤胃。前者容易伤胃阳，后者容易伤胃阴。

寒与热不但指饮食的温度，也指饮食的性味。比如说，喝太多冷饮胃就会不舒服。不知大家有没有体会过一次吃三个冰激凌是什么感觉？年纪稍微大一点的人，一次吃三个冰激凌肯定会胃痛、胃胀，因为冰激凌过冷，伤了胃。前面已经谈到过一个和人打赌吃刨冰，一口气吃了十碗而送命的例子，值得大家警惕！如果一次吃螃蟹太多也会胃痛、胃胀，因为螃蟹性寒，吃多了对胃无益。平时脾胃不好、有胃病的人，很多都不爱吃水果，因为大多数水果是性凉的，尤其是西瓜、鸭梨、柿子，吃后胃会很不舒服。

我曾经遇见过一个脾胃功能很差的病人，他经常腹泻，一点水果都不敢吃，吃了后胃就难受。他说电视上总介绍水果中含的维生素很丰富，可是他一吃就不舒服，问我怎么办。

我告诉他，既然吃了觉得不舒服就说明这种东西不适合他的体质。电视上介绍的只是对大多数人有用的知识，而没有针对个人差异。如果个人体质不适合，就没有必要为了补充维生素而勉强自己吃，这样就算吃进去了也吸收不了，反而成为体内的垃圾。

中医讲"胃以喜为补"。只有非常想吃、吃下去胃里舒服的东西才是身体需要的东西，是补养；如果不想吃而勉强吃，或者想吃但吃后胃里难受，那么这样的东西就是身体不需要的，是垃圾。

食用温度过高的食物或汤水会损伤胃阴。现代医学研究认为，高温食物容易烫伤食道黏膜。我国某省有一个食道癌高发的区县，就是因为当地人非常爱喝滚烫的粥。

热性的食物也要少吃，比如燥热的辣椒、花椒、孜然、油炸食品。

当然，对于胃寒的人来说，食物中适量添加辣椒、花椒、孜然等调料，可以驱散胃中的寒气；但是无胃寒的人就不适宜吃太多辛辣热性的食品，不然反而会造成胃热。

胃热有什么表现呢？胃热的人有口臭，口腔糜烂，牙龈肿痛，睡觉不踏实，梦多，而且容易饿。有的人胃口很好，而且食欲旺盛得不正常，总是过一会儿就饿，吃得再多也不耐饥饿，一会儿就又想吃东西，这就很可能是胃热造成的。

胃阳就像锅底的灶火，可以把吃进胃里的东西腐熟。可是胃热过重，就仿佛锅底一直有堆熊熊烈火，必须经常填东西进锅里，此时人就会饥饿感很强。

还有一种情况，进食后饱得快，饿得也快，饿了再去吃时又吃不进多少，这就是胃阴虚产生虚火的缘故，而且这样的人脾功能也不好。

我就遇见过一个胃阴虚的女孩。她长得匀称偏瘦，似乎整天都精神十足，脾气比较急躁，看到任何不顺心的事情都要发声。她的胃口出奇的好，一会儿就嚷着饿，可是到了饭点却吃不了太多食物，对特别喜欢的菜才会多吃一点，尤其喜欢吃味道麻辣的菜。因为总觉得饿，她怀疑自己患甲亢（甲状腺功能亢进），专门到医院去检查，却发现甲状腺激素正常。她觉得很奇怪，如果没有甲亢，怎么会总觉得饿呢？

其实这就是胃阴虚的表现。因为她长期吃麻辣菜肴，辛辣食物伤了胃阴，加上她脾气火爆，经常控制不住情绪，属于肝火旺的体质。肝属木，胃属土，木过于旺了能克土，所以肝火也会灼伤胃阴。所以这个女孩胃阴比较虚，容易饿，却吃不了太多东西，而且体型偏瘦。她这种情况，只要少吃辛辣食品，多吃具有滋养胃阴作用的百合、银耳、鸭梨进行调理，脾胃功能慢慢就能恢复。同时还要注意调整自己

177

的情绪，不要总处于着急、发脾气的状态。

五脏六腑之间有着密切的联系，能够相互帮助，也能够相互制约。吃进去的水谷如果受纳腐熟不正常，除了胃会生病，其他脏腑也会生病。比如，吃太多热性食品会引起肝火旺，喝太多冷饮会造成肺寒咳喘。

据观察，长寿的老人多数是平衡饮食的人。

人的欲望是无穷的。如果仅仅凭对美食的饕餮之欲就贪吃无度的话，后悔的只会是自己。饮食适宜、有度才能够健康长寿。

TIPS：

●身体健康的一个标志是吃得快（胃口好）、排得快（排便通畅）、睡得快（睡眠无障碍）。

●胃热的人适宜吃凉性的水果，如西瓜、鸭梨、柿子、香蕉、橙子、柚子等；胃寒的人适宜吃热性的水果，如菠萝、芒果、荔枝、桂圆（龙眼）、葡萄、桃、橘子等。平性的水果有苹果、草莓、蓝莓等。

四、五谷为养，五果为助，五畜为益，五菜为充
——养胃，药补不如食补

大家都知道，脾胃病三分靠治，七分靠养。治疗胃病的人不管吃多好的药，只要饮食上稍不注意就容易犯病，而且饮食不当时疾病复发的进展很快。所以说有胃病的人要格外注意饮食，而且养胃要在食补上多下功夫。

《黄帝内经·脏气法时论篇》谈道："毒药攻邪，五谷为养，五果为助，五畜为益，五菜为充，气味合而服之，以补精益气。"就是说，药物是用来驱赶邪气的，必须要用谷、果、肉、菜来滋养人体的正气，以帮助药物达到良好的效果。各种食物混合搭配着吃，性味调和，就能补益人体的精气。

古人所说的五谷是稻、黍、稷、麦、菽；五果是李、杏、枣、桃、栗；五畜是牛、犬、羊、猪、鸡；五菜是韭、薤、葵、葱、藿。

实际上现代人饮食无需拘泥于这几个种类，各种谷类、果类、肉类、蔬菜类搭配着吃就能够达到补益精气的效果。

下面介绍几种适用于胃病调理的食疗方：

山药扁豆粥： 粳米100g，鲜山药100g去皮切片，白扁豆30g，加适量水，熬成粥服用，每天1~2次，可以健脾胃、止泻痢。山药和白扁豆都有健脾的作用。《神农本草经》中说山药"主伤中，补虚除寒热、邪气，补中、益气力、长肌肉，久服耳目聪明"。《本草纲目》中说

"白扁豆其性温平，得乎中和，脾之谷也。止泄泻，暖脾胃"。这种粥对胃寒、胃热的人都适合，主要是通过健脾来养胃。

小米牛肉粥：小米100g，粳米50g，鲜牛肉30g剁碎，生姜6g切末，将这几种材料加入锅里煮成粥，调入食盐，每天服用1~2次，可以健脾胃、长气血。小米性微凉，养胃的作用比较好，而牛肉性温，可以补脾胃的气血。这种粥适用于长年患胃病，面黄肌瘦，或生病后胃气虚，吃不下饭，体质差的人服用。

苏叶姜茶：干紫苏叶3g，生姜6g切丝，红糖适量，用沸水沏开，代茶饮用。这种茶具有暖胃理气的作用，特别适用于胃寒气滞的人常喝。特别是吃了凉菜、冷饮，吹了凉风就胃痛的人，可以在家里常备干紫苏叶和生姜，在犯病时马上沏苏叶姜茶来喝，胃痛就能够缓解。

酸辣汤：葱白1段（约5厘米）剖开，醋1勺，胡椒粉适量，食盐适量，先用一碗水煮开葱白，水开3分钟后加入醋、盐和胡椒粉，搅拌1分钟即可。等汤晾凉些，稍偏烫的时候即可饮用。适用于受寒、受风、淋雨后发生胃痛、胃胀的情况，喝一次即可见效，但不适宜经常服务。

鲜藕汁：取一节新鲜的肥藕（约250g），去头，洗净，切块，放入榨汁机里，加水200mL打成藕汁服用，每次喝150mL，一天内喝完。藕是性寒味甘，入脾、胃、心经的天然食疗材料，可以治疗胃热造成的胃痛、反胃、呕吐、鼻腔出血（足阳明胃经经过鼻）。我曾经建议一个到了春天就流鼻血不止的患者喝鲜榨藕汁，喝了几天后他就没有再发生流鼻血的情况了。

土豆汁：取新鲜土豆1个（约50g），洗干净，切块，放入榨汁机里，加50~100mL水打成汁，早晨起来现打现喝，一次喝完。土豆味甘性平，能够健脾胃，解毒。生土豆榨汁的味道不太好，但是治疗胃反酸的效果很好。有的人每到凌晨胃里就反酸，那种滋味非常难受，犯病的时候必然醒来，很难再睡着。早晨起来喝一杯鲜土豆汁，胃酸就能立刻缓解。榨汁剩下的渣还能加葱花烹调食用，比较美味。

山楂羹： 取250g鲜山楂或100g干山楂，放铁锅里煮，大火煮开后改小火，同时放入白砂糖和蜂蜜，搅拌后一直熬，待收成稠的羹状即可食用。在制作山楂羹时建议多放糖和蜂蜜，否则成品会非常酸。山楂羹开胃消食的作用非常好，尤其是食用肉食后不消化，胃闷、胃胀，吃两勺山楂羹就能很快缓解症状。

白菜萝卜汤： 取白萝卜250g、大白菜250g，洗净，切块，白水煮汤，喝汤，取白萝卜和白菜蘸调料吃。白萝卜能够理气、消食、化痰，白菜能够清胃热、通肠腑。这两种蔬菜都是偏凉性的，但煮熟后属平性，不寒不热。平时吃惯了大鱼大肉的人吃一顿白菜萝卜汤会有肠胃清爽的感觉，因为这种汤能够清理肠胃的积滞，对常吃油炸食品及有胃热的人尤其适用。相传慈禧太后有一次患热病，请了好多御医都不管用，最后一个太监献策说，老佛爷是最近吃太精细了，胃热重，只需吃一碗白菜汤就好了。后来御膳房呈上白菜汤，慈禧太后吃了后果然退热了。这也告诉了我们"平平淡淡才是真"，所谓的养生不需要吃多么精细、多么稀罕的美食，有时候萝卜白菜中反而蕴含着真意！

但是任何食疗，都比不上在未生病时就注意均衡饮食，适度运动。《黄帝内经》中说："病已成而后药之，乱已成而后治之，譬犹渴而穿井，斗而铸锥，不亦晚乎？"说的就是这个道理。

TIPS：

●生土豆汁可治疗胃反酸，但部分人却不能耐受，饮用生土豆汁后反而会引起呕吐，应根据个人体质选服。

●山楂羹可以治疗消化不良，但部分胃酸分泌过多的人，吃山楂后胃酸分泌更多，因此并不适宜食用山楂。食用大剂量山楂还会引起子宫收缩，故孕妇不宜多吃。

五、人无胃气曰逆，逆者死
——只要胃气还在，生命就在

随着年龄的增长，人的胃口越来越差。这是因为胃气随着年龄的增长慢慢衰退了。

胃气对于人体来说是非常重要的机能。《黄帝内经·平人气象论篇》说道："人无胃气曰逆，逆者死。"就是说，当人完全没有胃气的时候，也就是人的生命走到尽头的时候。

为什么胃气这么重要呢？因为胃接受饮食水谷后，再把这些物质转变为营养物质，供应脏腑的需求，所以胃是脏腑能量的供应站。如果没有胃气，人吃不进喝不进，五脏六腑哪里来的营养呢？人的生命活动又哪里来的能量呢？《黄帝内经·太阴阳明论篇》说道："四肢不得禀水谷气，日以益衰，阴道不利，筋骨肌肉无气以生。"就说到了人没有胃气的时候，机体得不到营养滋养，就会日渐衰退。

人生病的时候，不管外表看起来病得多重，只要仍然能吃能喝，就说明胃气还在，生命就无须担忧；但人若是丧失了食欲，或者想吃但一吃就呕吐，病就很危险，或者会向着不好的方向发展。

小儿正气不足，即免疫力低下时，很容易生病、发烧。有的家长会在小儿发烧时电话咨询该怎么办，是否要马上去医院输液。

我一般会问家长，小儿体温多少度，是否还有胃口？

如果小儿体温未达39℃，精神很好，胃口也很好，没有出现咳嗽、

183

咯痰、呕吐、抽搐等症状，一般不需要立刻输液治疗。这时候可以先用一些中医外治的方法，比如刮痧、点穴、葱姜酒擦浴，观察退热效果。

但是，如果小儿完全没有胃口，或者一吃就呕吐，精神状态差，不愿意玩耍，那可能就需要及时到医院诊治。

因为无食欲、精神差，提示病邪损伤了胃气，一般来说病情比较重，或者恢复得很慢。

有一些慢性疾病会慢慢侵害脏腑功能，损伤胃气，病人的胃口越来越差，病也越来越重。在所有的慢性病当中，癌症对人的胃气损害最大。有许多癌症病人到最后吃不下、喝不下，人瘦得皮包骨头，家人看了都直掉眼泪。

癌症有一个漫长的前期病变阶段。这时候人可能察觉不到身体哪里不舒服，仅仅发现不明原因的消瘦。所以如果在短期内没有运动、没有节食，却突然消瘦，尤其是一个月内体重减轻5kg以上，脸色发黄或发青，就必须引起警惕。这其实是恶性肿瘤损伤了胃气，"筋骨肌肉无气以生"造成的消瘦，西医叫做"肿瘤恶病质"。

我治疗过一个六十岁的男性，他是淋巴癌晚期。当时他经过放化疗后，身体非常虚弱，胃口很差，基本上没有自主吃东西的欲望，一吃即吐。即使连着2天水米不进，他也不会觉得饥饿，也不排大便。《黄帝内经》提到，如果人吃不下东西，也不大便了，这样的情况是很危险的，是"死证"。

当时我向家属解释，任何治疗措施都很难延长淋巴癌晚期病人的生存时间，只能试着改善其生存期间的生活质量。于是我给他开了一个外用的药方：白芷20g、白术20g、白豆蔻20g、神曲20g，打成细粉，每次取一点点药粉用温水和成糊状，贴敷在病人的内关和中脘上，用胶布固定，每天贴敷6小时。同时还给他开了一个口服的药方。

后来病人家属说，病人根本喝不进药，喝了一会儿就吐出来，但是贴敷的药很管用，贴了后人就有食欲了。

我点点头，对这种胃气非常衰败的病人，最好不要强行往胃里灌药，也不要首选口服药，如果有外治的方法应以外治为先。

虽然这个患者最后还是因淋巴癌去世了，但后期能稍进饮食，使他的生存质量有所提高，也令人欣慰。

民间有一个治疗呕吐的外治法，也可以治疗癌症病人放化疗后的呕吐不止：胡椒10g、绿茶3g、酒曲2个、葱白20g，混合后捣烂成糊状，分摊在油纸上，贴敷中脘、膻中、期门，每次贴4～6小时，每天1次，5次为一个疗程。

不管用什么方法，固护住病人的胃气，使其恢复食欲非常重要。当人有了食欲，机体的新陈代谢才能启动，人才有生命的动力。正如《黄帝内经·玉机真脏论篇》说道："浆粥入胃，泄注止，则虚者活。"

TIPS：

●恶性肿瘤手术后或放化疗后，配合中药治疗，一方面可以减轻放化疗的副作用，一方面可以扶助正气，提高人体的免疫力。

●没有明确的研究证实目前的任何一种治疗手段能延长癌症病人的生存时间，但据观察中药治疗可以提高病人生存期间的生活质量。

●居住舒适、空气清新、心态平和，对癌症病人的保健非常重要。

六、五脏有俞，六腑有合，循脉之分，各有所发，各治其过，则病瘳也
——胃痛、胃胀有穴可医

穴位是我们每个人身上都有的特殊反应点，位于经络之上，是经络的气流入和蓄积的地方，也是经络传导的敏感点。点揉穴位，可调节一条或几条经络的气，把原本郁滞的气和血揉散。正所谓"通则不痛"，点穴对疼痛类疾病有立竿见影的效果。

现代科学研究发现，人体的穴位正是人体低电阻的地方，点揉穴位有电生理传导、神经传导、内分泌调节等多重作用。

《黄帝内经·瘴论篇》说道："五脏有俞，六腑有合，循脉之分，各有所发，各治其过，则病瘳也。"就是说，五脏六腑都有其对应的特效穴位，循着脏腑的经络，找到特定的穴位施加治疗，疾病就能很快痊愈。

对胃痛、胃胀有特效的穴位，一个是梁丘，一个是足三里，一个是中脘。

梁丘在髂前上棘与髌骨底外侧端的连线上，髌骨上2寸。简便的取穴方法是，把腿伸直，在膝盖上方，膝盖的外侧肌肉隆起最高的地方就是梁丘穴所在。在胃痛、胃胀急性发作的时候，用力点揉梁丘有立竿见影的效果。胃溃疡出血时，点揉这个穴位还有止血的作用。

足三里在膝盖下3寸，胫骨前向外1寸。足三里不但是治疗胃病的特效穴，还是一个强壮、保健穴。在胃痛、胃胀发作时，先点揉梁丘

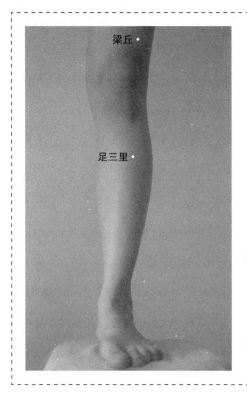

●梁丘在髂前上棘与髌
　骨底外侧端的连线上，
　髌骨上2寸。

●足三里在膝盖下3寸，
　胫骨前向外1寸。

3～5分钟，再点揉足三里3～5分钟，重复2组，胃痛、胃胀就能缓解。经常点揉足三里还能够强身健体。因为"胃为水谷之海，五脏六腑之大源"，点揉足三里能疏通胃的经气，促使胃为五脏六腑源源不断地提供能量。

中脘在腹部正中线上，当脐中上4寸。中脘对胃痛、胃胀、呕吐、胃酸都有很好的作用。但需要注意的是，在胃痛急性发作的时候，一般先点按梁丘、足三里，再点按中脘。如果是食积、胃热引起的胃痛实证，点按中脘时会有明显的痛感，这时候只能先点按另外的穴位，待胃痛不那么剧烈后再由轻到重地按揉中脘。

如果是胃痛隐隐，腹部保暖或弯腰人会感觉舒服一些，这一般是胃痛虚证，这时可以由轻到重地揉中脘，或者把炒热的盐放入布袋里热敷中脘，胃痛就会有明显好转。

有时我们在急诊科遇到急性胃炎的病人，胃痛非常剧烈，静脉输注泮托拉唑或肌肉注射胃复安和山莨菪碱后，仍然不缓解，或者缓解不明显，我就会给病人先针灸梁丘、足三里，再针灸中脘。在中西医结合治疗下，病人一般胃痛好转得更快。

足三里是足阳明胃经的合穴，是胃经经气充盈输注的地方。现代医学研究表明，针刺足三里可刺激机体的多种免疫因子的活跃度，增强人体免疫力。即使不用针刺，用手指点揉按摩，并艾灸足三里，对人体也有保健和强壮作用，还对胃病有防治作用。

TIPS：

●人体有三个常用的保健穴位：足三里、关元、气海。经常艾灸这几个穴位对免疫功能有双向调节作用。

●罹患慢性胃病的人，在梁丘和足三里的皮下往往能找到硬结，按摩这些硬结后人体有酸麻胀痛的感觉。慢慢揉散硬结，胃病也能逐渐好转。

七、饮食自倍，肠胃乃伤
——食积容易导致胃火

 很多家长都反映同一个问题：小儿容易上火，一会儿口臭，一会儿便秘。

有一次有个家长很着急地问我："医生，您看看我儿子为什么总是上火？他经常便秘，拉出来的屎特别干，跟兔子的粪蛋儿一样。而且他脾气还大，稍微不称心就发火……"

我观察了一下这位小男孩，他大约4岁，胖乎乎的，很健康的样子，正一个人在旁边玩玩具。

我问这位家长："小儿是不是特别爱吃薯片、薯条、炸鸡，不爱吃蔬菜和水果？"家长连连点头，说："是啊是啊！他特别爱吃炸鸡和薯条，总闹着要吃快餐……"

我说："他的病都是吃出来的。薯片、薯条、炸鸡这些食品都是高热量食品，小儿的脾胃功能没有大人那么强健，这些食物吃进去后不能很好地消化、吸收，也不能转变为身体需要的热量，而成为一种致病性热量，导致人体上火。再说，那些油炸食品都是热性、燥性的，会消耗胃肠道的津液，当然就容易使人口臭、便秘啦。"

那位家长连忙拉过儿子，说："听见了吗？医生说你总吃薯条和炸鸡不好，你应该多吃蔬菜水果！"

189

小男孩不高兴地说："我就爱吃炸鸡嘛……"

家长刚要责备小男孩。我说："你先别责怪他，他的饮食习惯多半有遗传因素——你肯定也爱吃肉，不爱吃菜，而且也容易上火吧?"

这位家长又连连点头："对对对！我也容易上火，也经常便秘。"

我说："你跟儿子容易上火其实是一个原因，吃太多肉、太多高热量食物，导致脾胃负担太重，不能把这些高热量食品都转化为身体需要的营养，才变成了致病的火啊。"

家长不好意思地说："没错，我们一家人都特别爱吃肉。看来我们真的要改一改这个习惯，多吃蔬菜、水果，少吃肉。"

《黄帝内经·痹论篇》说道："饮食自倍，肠胃乃伤。"就是说，如果吃下去的东西超过了肠胃的负荷，就会损伤肠胃。

现代人生活水平提高了，在吃的方面不仅不亏待自己，还大大地优待，吃得过于精细、过于好，特别是遇到合胃口的就没节制地吃，殊不知这样不但不能滋养身体，反而会损伤脾胃。

金元代时期著名的医学家李东垣就提出：人身体里的"元气"和"阴火"势不两立。"元气"要靠脾胃来充养，如果饮食无节制，损伤了脾胃，"元气"就会衰弱，这时候"阴火"就窜上来作乱，造成一系列病症，包括老百姓所说的"上火"。

小儿的生理特点就是脾胃功能不健全，容易积食，食积就容易导致上火。

我有个亲戚的小孩非常容易感冒发烧，一发烧必然咽喉肿痛。这个小女孩才4岁多，体重已经达到25kg，体重指数严重超标，胃口非常好，饭量与成人相当。我对她妈妈说，她必须要节制饮食，特别是发烧的时候，不能吃肉类、油炸食品类，炸鸡炸薯条是绝对禁止的。她妈妈为难地说："她要吃怎么办，我想她身体发育需要嘛。"

这位妈妈的意见很有代表性：认为小儿长身体的阶段多吃是好事，而且就该补充蛋白质。但我要对她的想法打一个大大的红叉！

中医有句话："要想小儿安，担得三分饥和寒。"就是说，不能给小儿吃太饱、穿太暖，喂得过饱、穿得过暖，否则小儿就容易生病。

果然，这位胖小孩只要吹风受凉就容易发热，同时咽喉肿痛。在诊疗的同时，我嘱咐家长必须要限制小儿摄入高蛋白、高热量的食物，否则病难痊愈。

如果没有发热、咽痛，单纯上火需不需要吃清火药呢？我建议，先从改变饮食习惯开始，少吃肉，少吃油炸食品，多吃蔬菜和水果，尤其是凉性的蔬菜和水果。

饮食的偏好可以改变一个人的体质，饮食的调养也可以纠正一个人的体质。

有的年轻女孩因为面部痤疮（青春痘）去看中医。末了医生嘱咐她们不要吃海鲜，不要吃麻辣食品时，经常会得到她们很诧异的回答："天啊，我最爱吃辣的了，不吃怎么受得了？……"

医生总是拿这样的病人没有办法。如果病人不配合，任由自己爱吃什么就吃什么，爱吃多少就吃多少，那疾病就很难治疗。

中医认为，痤疮和脾胃功能不好有很大的关系。如果脾胃运化功能强，就能够把身体里多余的热量代谢掉，也能把代谢废物排泄出去，而不会留在体内成为致病性的痰、湿浊、瘀血，也就不会发为痤疮。正如《黄帝内经》中说到的"膏粱之变，足生大疔"。就是说，人吃得太好、太精细，身体就会长出疔疮一类的皮肤病。

中医要求皮肤病人忌口，不能吃海鲜，不能吃辛辣食品，正是为了不给脾胃增加更多的负担。如果病人不能遵守忌口的话，病症十有八九会加重。

吃得精细、吃得营养是好事，但凡事过犹不及，即使是谷肉果蔬也需要均衡搭配。从生活中得来的病就要从生活中去调理，从饮食、起居上去调理，才能全面恢复健康。

TIPS:

●计划经济时代的儿童和青少年，常常有吃不饱而营养不良的情况，但当代城市的儿童和青少年，营养不良的少，营养过剩的多。因此需要均衡营养，不要养成偏食的坏习惯。

●感冒后容易恶寒、鼻塞、流涕的人，往往属寒性体质；感冒后容易发生扁桃体炎、扁桃体化脓的人，往往是热性体质。对儿童而言，食积化热更容易引起感冒。

第八章 肠道的养生

现代医学认为，人体的小肠绒毛展开后有很大的面积，用于吸收营养物质，且其含有大量的酶，有利于食物的消化。大肠中有大量益生菌，肠道菌群平衡维持着肠道黏膜屏障的完整。

中国传统医学认为，小肠和大肠承担着分清泌浊、排泄糟粕的任务。人体代谢废物的分类及排泄，倚靠肠道功能的通调。俗话说『要想长生，肠中常清』。保养我们的肠道，就是要让肠道健康、规律、有效地发挥清排功能。

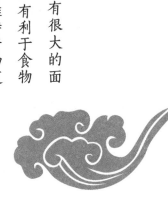

如果说胃好比我们身体的能量供应站，那么小肠就好比物资分类站。

我国古代人民早在三千多年前就认识到，由胃受纳的饮食水谷，会往下分配到小肠，由小肠去分类：精华的部分输送到脾，由脾去升清气；糟粕的部分中，液体输送到膀胱，变成尿液排出，固体输送到大肠，变成粪便排出。所以《黄帝内经·灵兰秘典论篇》说道："小肠者，受盛之官，化物出焉。"受盛，就是指盛东西的容器，是指小肠接受由胃初步消化后的饮食；化物，就是把这些物质彻底消化，进一步转化的意思。

明代医学家张景岳解释道："小肠居胃之下，受盛胃中水谷而分清浊，水液由此而渗入前，糟粕由此而归于后，脾气化而上升，小肠化而下降，故曰化物出焉。"

有了小肠这个主管物资分类的"官"，饮食水谷经过胃的消化后就有了下一步的去向。

现代生理学、医学晚《黄帝内经》数千年才明确指出小肠上端连接胃，下端连接大肠，是食物消化和吸收的主要场所。小肠内有无数的"绒毛"，可把食物中的营养物质吸收入血液。经过血液循环，营养的部分就供给机体所需，代谢废物就通过肾的血液循环转变为尿液，不能被吸收的渣滓就转变为粪便而往下输送到大肠。

中医学是用"象"与"道"的智慧，来认识小肠的生理功能的。实际上，中医所说的"小肠"不仅仅是指现代医学所说的小肠，还包括了一部分肠道和一部分泌尿系统的功能。所以有些现代医学认为的属于泌尿系统的疾病，从中医角度来看是小肠的问题。

当小肠不能够做好物资分类的工作时，本来应该分类到精华而输送到脾的部分，就有可能被错分为糟粕，而错误分配给大肠，这时人就会腹泻，从而把精华物质都泻出去；如果错误分配到膀胱，这时人就会出现小便白浊，或小便中有油脂的症状。

西医可能难以理解，明明是泌尿系统的问题，怎么会关联到小肠上去了？小肠不就是肠道的一段吗？而中医却能运用"小肠主化物"的理论解决泌尿系统的问题。

我曾经治疗过一个中风后遗症病人。这是一位六十多岁的老阿姨，她退休前是大学的高级教师，对中国传统文化非常有研究，对中医很信服。老阿姨一直就有憋不住尿的毛病，已经十几年了，有时咳嗽一下尿就漏出来，或站久了，尿也会不由自主地流出来，实在是令人很尴尬。她向我咨询能否用中医的方法治疗。

我对老阿姨说，可以试着每天用雷火灸熏灸关元。

关元在人的肚脐正中下3寸，大概就在人站立时小腹隆起最高的位置。关元是小肠的募穴，也就是小肠经的气血在腹部汇聚的地方。它还是一个保健穴，按摩或艾灸这个穴位有补益身体的作用。

最初我们请了一个病房的护士给老阿姨做艾灸。这位护士没有学过中医，刚开始她有些不相信，老年人憋不住尿是尿道括约肌松弛，熏灸肚子能管用吗？我说肯定管用。

这样，护士给老阿姨每天用雷火灸熏灸关元。老阿姨说灸完之后感到特别舒服，感觉整个小腹都是暖暖的。第3天后，老阿姨说憋不住尿的感觉好一些了，以前站久了尿就会不自主地流出来，可是这天跟来看望她的老同事站着聊了很久也没有流尿。1周后，老阿姨很高兴地告诉我，她现在遗尿的次数大大减少了。

给她做艾灸的护士知道后特别高兴，之后每天熏灸时都特别积极。这样灸了大概10天，到老阿姨出院的时候，遗尿的问题有了很大好转。

关元可以治疗遗精、遗尿，还是一个很有用的保健穴。早在古代医书《扁鹊心书》上就记载："每夏秋之交，即灼关元千壮，久久不畏寒暑。人至三十，可三年一灸脐下三百壮；五十，可二年一灸脐下三百壮；六十，可一年一灸脐下三百壮，令人长生不老。"

艾灸关元等于补足小肠的气血，人体的各项物资分配才能有条不紊地进行，该被利用的营养物质才能够被利用起来，该被排泄掉的糟粕才能够被排泄出去，人体内的运作才会井然有序。

有遗尿问题的中老年朋友们，可以艾灸自己的关元，自己为自己保健。

TIPS：

●中医学认为，尿液的生成和排泄与小肠的功能有关。小肠有热则尿黄、尿赤、尿痛，小肠虚寒则尿清长、尿多、遗尿。

●动物实验表明：艾灸关元可增加实验兔的心输出量，减轻外周血管阻力，但不增加心率，还可以增加肾血流量及肾小球滤过率，增加钠、钾离子的排泄。由此证明关元确有很好的保健作用。

二、大肠者，传导之官，变化出焉

——大肠不健康，排便不通畅

不少人受便秘的困扰。这其中既有老年人，也有中青年人。

现代医学认为，一般情况下三天不大便，或每周排便少于3次，排便费力，排便不净，粪块质硬或成硬球状，即可称为便秘。

临床中我们遇到很多每周排便次数少于3次，或一周排便1～2次，甚至两周排1次便的人，这是相当痛苦的事情。

我们不妨想一想，人每顿饭至少要吃下0.5kg重的食物，每天要吃下1.5kg的食物，一周7天也就是10.5kg。如果一周不排大便，除去靠呼吸、排汗和排尿代谢出去的机体废物，至少还有4kg的固体废物没有排泄出去。这样算下来，如果人一周不大便，就等于每天背着4kg重的粪便走在街上，心情能愉快吗？

《黄帝内经·灵兰秘典论篇》说道："大肠者，传导之官，变化出焉。"就是说，大肠是主管代谢物传导的，吃下去的饮食水谷在这里转化成废物传送出去。也可以理解为，如果大肠不健康，不能发挥传导的功能，就会引发很多疾病。

长期便秘不但影响健康，而且影响心情，使人焦虑、烦躁、易怒。

如果小儿经常便秘，就容易脾气倔强，不听家长的话，爱生气；如果青年人经常便秘，做事就缺乏耐性，容易被激惹、发怒；如果老年人经常便秘，就会焦虑，一件事情翻来覆去反复念叨。这就是因为粪便不能及时排泄出去导致的情绪变化。

现代医学研究发现，粪便中含有的一些毒素有神经毒性作用，如果被人体重新吸收就会影响中枢神经，还会聚集一些炎性因子，介导产生许多种病理性反应。

浊气、浊水、浊便都是身体的代谢废物，这些废物不能在体内存贮太久，否则就会对人体造成危害。就像屋里的垃圾桶如果存放太久不清理，垃圾就会腐烂、霉变，散发出难闻的异味。我们体内清除垃圾的系统，最重要的就是肠道，大肠又是主管粪便排泄的重中之重。如果大肠不健康，那么排便也就不通畅。

排便不通畅可能导致的最危险的疾病就是癌症，尤其是肠道的癌症。

现代医学研究认为，长期便秘的人，尤其是老年人，肠道癌症的发病率会大大增加。这也应了民间的一句古话："要想长生，肠中常清；要想不死，肠中无屎。"长期便秘的人一定要提高警惕，特别是从前排便非常规律，后来突然就变得不规律，若还伴有不明原因的消瘦，那么就应该到医院去做肠镜检查，排除肠道恶性肿瘤的可能。

肺属脏，大肠属腑，肺与大肠相表里。肺的功能和大肠的功能有密切的联系。有很多朋友可能有这样的体会，感冒发烧时，可能会伴有便秘或者腹泻。这就是因为肺经受了邪气，生病了，影响了大肠经，大肠传导的功能发生了异常，所以大便就出现异常。这种大便异常往往是暂时的，只要肺经的邪气清除了，感冒好了，便秘或腹泻就能缓解，不用专门治疗。如果大肠有积热，积热也会传递到肺。大肠疏通后，积热排出去了，肺热也会减退。如有的人高热不退，同时好几天不排大便，这时也许通大便后人就会退热。古代医书经典《伤寒论》中就有通过疏通大便来退热的条文。

在临床中，我们确实观察到，大便秘结多日的病人发热更严重。

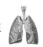

现代医学认为，这与肠道菌群紊乱，细菌内毒素异位有关；中国传统医学认为，这是因为大肠的传导功能发生紊乱，阳明腑实，肠道积热。

但是有的人"矫枉过正"，对大肠排毒过度关注，巴不得每天都大便，只要有一天不大便就心情焦虑，寝食难安，生怕自己得肠道癌。实际上每个人的体质都不一样，有的人一天排便2次，有的人两天排便1次，只要大便的质、量正常，不干不稀，大便成形，而且便后没有排便不尽的感觉，就算正常情况。很多情况都会造成短期内排便不畅快，比如感冒、近期饮食结构不当、生活环境改变等，这些因素消除后，排便自然又能够通畅了。

平时如厕就有困难的人要注意，一是要选择适合自己的便器，除非有特殊原因，否则如果更换便器后影响便意，就不建议更换。二是每天固定时间如厕，比如早晨起床后或者晚饭后，即使没有便意也要诱导一下排便的感觉，养成按时排便的习惯。这种习惯一旦养成，每天到了固定的时间就会产生便意。

只有养成良好的排便习惯，才能保证大肠健康、有序地工作。

TIPS：

●女性月经前后会出现大便情况改变，有的人出现便秘，有的人出现腹泻，在中医看来，这是气机不畅的表现。程度不重的话不需要治疗，程度严重的话可以通过中医调理。

●并非所有人都是每天排便一次，也有部分人长期以来2～3天排便一次，只要排便通畅，大便成形，就是正常的，不需要刻意追求每天都排便。相反，如果排便困难，大便稀溏，或者大便的性状异常，则提示肠道可能有病变。

●大便秘结时，吃雪莲果可以清肠热，润肠燥，改善便秘。雪莲果含有丰富的膳食纤维，还含有适宜益生菌生长的底物，对肠道有益。

三、此受五脏浊气，名曰传化之府

——肠道保健，就是要及时排出浊气、浊水、浊便

《黄帝内经·五脏别论篇》是这样描述六腑的特性的："此受五脏浊气，名曰传化之府，此不能久留，输泻者也。"意思就是，六腑接受了五脏代谢后的物质后，必须要传导、运输，不能长时间存贮代谢物，必须要把废物运输和排泄出去。六腑传导的功能在小肠、大肠上得到了最好的体现。小肠负责接受胃初步消化后的饮食，再把这些物质进一步转化、分配、运输到该去的地方；大肠与小肠相连，负责把小肠分配来的垃圾排泄出体外。正是有了肠道的运输、排泄功能，六腑才能"传化物而不藏"。

只要人的生命不停止，新陈代谢就会不断进行，也会不断产生代谢废物。这些垃圾大部分靠肠道运送出体外，一部分靠小肠分配后从尿中排出，一部分靠大肠从粪便中排出。对人体危害最大的正是五脏代谢之后的浊气、浊水、浊便。我们可以通过以下方法把这些垃圾从肠道中排出去，从而达到对肠道的保健，进一步对脏腑进行保健。

一是清晨饮用一杯蜂蜜水。早晨起床后，用300mL左右温水调服一小勺蜂蜜，空腹喝下，然后活动筋骨，做扭腰运动，这样有助于清理肠胃。蜂蜜有润肠的作用，长期食用还有滋养身体的作用。空腹喝尤其见效。

二是推腹法。方法是用手掌推肚子，沿着腹部正中线以及其两侧，

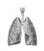

从心窝（胸骨剑突下）一直推到耻骨联合上方，推腹的时候先推正中线6遍，再推腹正中线两侧各6遍，力度由轻到重。早晨醒来后、起床前推一次，晚上睡前再推一次。有的人在推腹的时候能听见肚子里有咕噜噜的响声，仿佛有气和水在行走。这就是体内的浊气和浊水在开始活动了。如果体内存贮的浊气、浊水、浊便太多，刚刚开始推腹时人会感到疼痛，等浊气、浊水、浊便运行起来后，疼痛就会逐渐好转。若推腹后疼痛消失，则说明淤积在体内的废物已经排出体外，或者是能够正常排泄了。

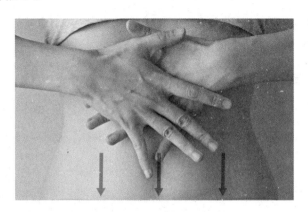

　　三是揉腹法。方法是两只手掌重叠在一起，以肚脐为圆心，先从内到外划圈，再从外到内划圈，力度由轻到重，一般揉36圈。如果便秘的话就顺时针方向揉腹，如果腹泻的话就逆时针方向揉腹。这是简单而有效的内脏按摩法，不但可以调节肠道运动，还可以按摩其他脏

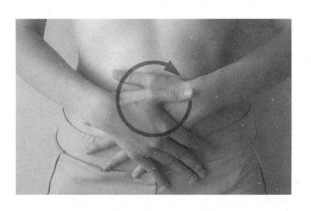

腑。有的人体内存贮的浊气、浊水、浊便太多，刚刚开始揉腹时也会有疼痛，而且肚子咕噜噜地叫，等把淤积的废物揉开了肚子就不叫了，也不会痛了。平时经常便秘、腹泻，或腹中无缘无故绞痛的人，经常揉腹有很好的治疗作用。

四是饮食结构调整。身体内很多"垃圾"是通过口进入体内的，比如吃太多肉、太多油炸食品、太多膨化食品，喝太多含糖饮料、太多色素饮料、太多酒。这些食物有的不容易被人体消化吸收，有的根本就不能被人体消化吸收，因此我们的肠胃把它们默认为负担，一旦接受了过量的上述食物，人体内就会产生许多代谢废物。所以在日常饮食中应当增加蔬菜、水果，适量吃肉，减少油炸食品，拒绝膨化食品，拒绝色素饮料，少喝含糖饮料，限制饮酒量。肉食与蔬菜必须均衡搭配，而且要先吃蔬菜再吃肉，这样就会减少便秘的产生。现代医学研究已经发现，高脂肪、高蛋白饮食是导致心血管疾病和癌症的危险因素。所以过多地吃肉并不是养生，而是伤身。

五是规律运动。运动可以促进气血流通，并能加强肠道蠕动。老年人运动较少，就容易发生便秘，而且越不爱动的人越容易便秘。其实这种便秘根本不用吃药，每天有规律地散散步，做一做扭腰的运动，便秘情况就能够改善。

　　我认识的一个退休的老干部，因为退休后运动量减少，造成了便秘，只有服用通便药症状才有所缓解。后来社区组织他去帮忙分报纸，分报纸时需要经常做扭腰的动作，这个动作刺激了老干部的便意，而且形成了习惯。这位老干部就每天乐呵呵地去分报纸，说这下好了，分报纸比吃药还灵。这就是说，运动对通肠腑有很好的作用。

以上介绍的五种方法都是非常简单而实用的，大家可以选择最适合自己的几种方法，然后坚持下去，一定能看到效果。

肠道通畅的标志是什么呢？一是气通，就是排气（放屁）非常通畅，没有特别大的响声，也没有特别臭的气味。排气特别臭的人，一般是因为肠道中粪便堆积时间长，发酵产生气体，或者粪便中有未消化完全的含氮物质。二是便通，就是小便、大便的排演都非常畅快，排便持续时间短，"速战速决"，没有尿不尽或便不尽的感觉。三是食欲好，就是吃得下、吃得香。肠道是紧连着胃的，当肠道通畅了，胃的功能也就正常，就能接受更多的食物。正如《黄帝内经》中所说："水谷入口，则胃实而肠虚，食下，则肠实而胃虚。"

　　TIPS：

　　●排气特别臭的人，一般是因为肠道中粪便堆积时间长，发酵产生气体，或者粪便中有未消化完全的含氮物质。排气气味不重的人，一般是肠道通畅，粪便停留时间不长，或者长期素食，粪便中含氮少。

　　●蜂蜜润肠通便，但糖尿病病人不能过量食用蜂蜜。少量的蜂蜜（天然纯蜂蜜）由于含有丰富的酶类，有降血糖作用，但过量则易升高血糖。

四、清气在下，则生飧泻，浊气在上，则生膜胀
——容易腹泻就要升清气，容易腹胀就要排浊气

有位家长向我咨询，小儿一天大便3次，每次大便都不成形，如何调理。我说，先进行食疗，用山药、白扁豆、薏苡仁、冬瓜煮粥或做汤，然后每天给小儿揉一揉肚子（方法参照上一节介绍的揉腹法），大便情况应该就会改善。

小儿的生理特点是脾胃虚弱，肠道功能弱，要健脾胃以养肠道。

《黄帝内经·阴阳应象大论篇》说道："清气在下，则生飧泻，浊气在上，则生膜胀。"就是说，人体的清气本来应该向上升，浊气应该往下降，如果清气往下陷了人就会腹泻，浊气升上来了人就会腹胀。清气和浊气的正常升降，一要依靠小肠的正常分配功能，二要依靠脾胃在中间斡旋气的运行。小儿的脾胃和肠道功能都比较弱，容易发生清气和浊气的升降失常，也就容易腹泻、腹胀。

山药、白扁豆、薏苡仁、冬瓜都有健脾胃的作用，其中薏苡仁、冬瓜有祛湿的作用，可以止泻。脾胃功能不好、肠道功能弱、容易腹泻的人，经常食用这几种食物有很好的食疗作用。另外，如果是一吹凉风、一吃凉菜、水果就腹泻的人，多数是因为脾阳虚弱，肠道阳气不足，此时可以在日常饮食中添加白豆蔻粉、胡椒粉。如果是少量进食油腻、辛辣的菜肴就腹泻，且肛门周围发热、大便黏腻的人，多数

是肠道有湿热，可以食用凉拌马齿苋、凉拌折耳根（鱼腥草）进行食疗，夏季还可以多喝凉茶；还可以经常揉腹（逆时针方向揉），通过这些方法调理脾胃和肠道，恢复升清气的功能，便溏的毛病就能好转。

果然，那位家长按照我说的方法给小儿调整了饮食，并每天揉腹后，小儿的大便次数就从每天3次减少为每天1次，而且腹泻的频率也减少了。

如果不是腹泻，而是腹胀，排气、排便不畅快，大便不规律，有便后不爽的感觉，此时是浊气降不下去，应该要调理脾胃和肠道的功能来降浊气。

一直喝配方奶粉的小儿容易便秘。有的家长说，小儿喝配方奶粉后拉出来的屎和羊粪球一样，甚至不沾手——可见这屎球有多么干燥！

有一个电视节目曾经讲过这样一则真实的例子：有一个小儿，因为饮食不当而造成腹泻，腹泻后精神状态也不好。小儿的妈妈想，小儿把吃进去的营养物质都排出来了，肯定是因为缺乏营养才精神不好！于是她给小儿冲了一杯浓浓的牛奶。本来是为了小儿好，没想到小儿喝下去后不久就喊肚子痛，痛得头上冒汗，这位妈妈赶紧把小儿送到医院急救，医生检查后说小儿是小肠缺血性坏死。

这位妈妈很焦急，也很疑惑：小儿怎么会小肠缺血性坏死呢？医生询问了小儿发病的经过后说，这是饮用浓牛奶造成的。

原来，腹泻带走了肠道的大量水分，肠道处于缺水状态。这个时候如果要补充营养，应该是喝一些清淡的汤或稀粥，慢慢再恢复到正常饮食。而浓牛奶经过小儿疲倦的胃时几乎没有被消化就到了小肠，因为奶粉兑得太浓（现代医学术语叫"高渗液"），导致小肠阴液进一步流失，小肠也就缺血性坏死了。这是多么惨痛的教训，这个例子告诉我们：有时候我们自认为营养的东西，对人体并不一定有利，反而有大害！

205

不但小儿便秘会引起腹胀，成年人便秘更是与浊气排泄不出紧密相关，也会造成腹胀、食欲减退。

我曾经治疗过一个脾胃失调的患者，一个年近七十的老阿姨，她因为长期便秘，胃口很差，少量进食后就自觉脘腹胀满，但过一会儿又觉得饿。我判断她是因为脾胃功能失调，不能斡旋气的运行，浊气降不下去，就给她用了通腑气的药，又教她揉腹、推腹。

后来老阿姨反映说，第一次吃药后一天内排大便3次，但是拉完后一点也没有虚脱的感觉，反而觉得身体轻松了，好像一直以来堵在心里的气一下就顺下去了。她害怕停药之后还会便秘，对药有依赖，问我长期用药有没有副作用。我说，药物只是一个启动作用，可疏通肠道，把身体内部的浊气、浊水、浊便排出去，要想恢复自身正常的胃肠道功能还要靠自己努力，每天揉腹、推腹的工作不能省。

老阿姨回去后每天坚持揉腹、推腹，慢慢地便秘的情况再没有出现过，而且胃口比过去好多了，精神也好多了。

对老年人来说，每天揉腹、推腹是很好的保健方法，可以帮助调理肠胃功能，有助于升清气、降浊气。每天坚持揉腹、推腹可以促进胃肠道蠕动，对健康有益。

TIPS：

●具有清肠道湿热作用的蔬菜有：马齿苋、鱼腥草、茼蒿、空心菜、赤小豆、薏米（薏苡仁）。以上食物可以治疗大便溏泄黏着。

●腹泻的病人不能进行高盐、高糖、高蛋白饮食，否则容易造成肠道负担过重，加重腹泻，甚至引发更严重的疾病。

五、菀陈而除之者，出恶血也

——小针放血治大病

《黄帝内经》中提到了许多用针刺治疗疾病的疗法，其中就有针刺放血疗法。有许多急证、怪证，通过放血疗法可以得到治愈。

我有很多病人，在尝试到针刺放血疗法的神奇后，以后再出现类似的病症，就会自己给自己放血治疗，而且治疗后会很兴奋地打电话告诉我：真灵！

《黄帝内经·针解论篇》中说："菀陈而除之者，出恶血也。"菀，就是瘀的意思；陈，就是陈旧的意思。就是说，某些疾病是由于瘀血陈积在经络中引起的，针刺后，放出恶血，病就能好转。

因为心与小肠相表里，肺与大肠相表里，通过针刺小肠经的穴位和大肠经的穴位，可以治疗心和肺的一些病症。我尤其对小肠经的井穴少泽和大肠经的井穴商阳的运用印象深刻。

有一个出现中风后遗症的老太太，西医诊断其为多发性腔隙性脑梗死。她住院后没几天，照顾她的阿姨忽然告诉我，老太太不知怎么了，笑个不停。我忙过去看老太太，见她没有什么异常，就问她："您这几天笑个不停，有什么事情这样乐啊？"

老太太说："我也不知道啊。最近我总是想笑，而且笑点很低。家里人也很奇怪，明明电话里没有说什么可笑的事情，我仍然忍不住哈哈大笑。医生,你说我是不是要得精神病了?"

我为老太太诊脉,发现她心脉很滑很有力。《黄帝内经》上说到过"心气虚则悲,实则笑不休"。老太太一定是因为心气过于热、实,导致喜笑不停,控制不住。

我对老太太说:"别急,您身体好着呢,得不了精神病,只是经络有点不通畅,我给您在指尖上放一点血,您别害怕啊。"她点头答应了。于是我给她消毒皮肤后,在她的小肠经的井穴少泽上针刺了一下,挤出几滴血,又在她的心经的原穴神门上扎了一针,并且快速行针后就起针。

因为心与小肠相表里,刺小肠经的少泽放血也即是泻心的实证,再针刺心经的神门,使心神回复原位。

刺完之后,老太太说:"不想瞎笑了。"

照顾她的阿姨怕她这会儿是被针扎了后疼得不想笑,过会儿还会笑,特地留心观察。过了一天,她告诉我,老太太真的没有再莫名其妙地笑了。

少泽在小指头的指甲外缘,距离指甲0.1寸,指尖消毒皮肤后,用三棱针迅速地刺一下即可。

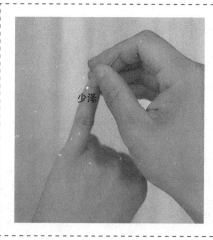

少泽

●少泽在小指头的指甲外缘,距离指甲0.1寸。

少泽还是一个通乳的特效穴，产后奶水不通，针刺该穴能促进泌乳。但前提是该产妇身体不虚，并非是由于气血不足才没有奶水，而是因为经络不通畅，有奶下不来。

为什么呢？因为小肠主管物资分配，小肠经经络疏通，就会有营养分配到奶水里。

有一次我的一个朋友感冒后扁桃体发炎呈Ⅱ度肿大，嗓子又干又痛，吞咽时疼痛加剧。她问我有没有什么立竿见影的办法，因为下午还要开会，她得发言。我就用三棱针在她两只手的商阳上刺了一下，挤出2滴血，然后又刺其两耳垂，挤出2滴血。放完血后，她咽了咽唾沫，说："真神了，嗓子立刻就舒服了！"

我告诉她，一般感冒后扁桃体发炎都是因为风热侵犯手太阴肺经，肺与大肠相表里，针刺大肠经的商阳就等于泻肺热。耳垂是一个与扁桃体相对应的耳穴，在耳垂上放血是治疗扁桃体肿大的特效方法，所以一刺就有效。

这位朋友非常高兴，记住了这种方法。有一次她妹妹感冒后扁桃体发炎，嗓子痛，她就用这种方法给她治疗，立即就起效，她也觉得非常有成就感。

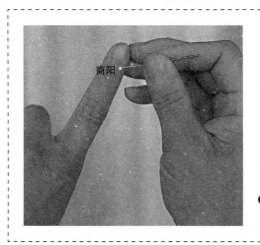

商阳

● 商阳在食指指甲的内缘，距离指甲0.1寸。

商阳在食指指甲的内缘，距离指甲0.1寸，消毒指尖的皮肤后，用三棱针迅速针刺穴位即可。针刺放血前最好用消毒后的手指搓一下待针刺部位，便于活动恶血以促进其放出。治疗咽干、咽痛、咳嗽、扁桃体肿大时，商阳与肺经的井穴少商可配合针刺。

商阳属于手阳明大肠经，少商属于手太阴肺经，阳明是多气多血的经络，太阴是多气少血的经络，所以最好在阳明经上放血。

针刺商阳放血还可以治疗耳聋。《黄帝内经·缪刺论篇》中有记载，邪气阻塞手阳明大肠经会使人耳聋，此时针刺商阳，耳聋就能立刻好转，如果效果不明显，再针刺一下中冲（在手中指指尖的中点），左耳聋就刺右手的穴位，右耳聋就刺左手的穴位。

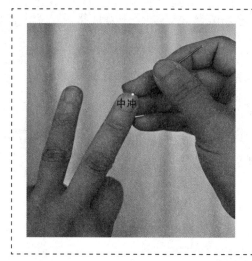

中冲

●中冲在中指指尖
的中点。

为什么针刺放血有这样神奇的疗效呢？这是因为针刺经络起始处或末端处的穴位可以调节整条经络的气血，调动经络的积极性，从而调节脏腑，恢复人体的阴阳平衡。正如《黄帝内经·本枢篇》说："凡刺之道，必通十二经络之所终始，络脉之所别处，五俞之所留，六腑之所与合，四时之所出入。"

现代医学研究发现，针刺放血可以调动机体的白细胞、巨噬细胞，使其聚集到身体有炎症的地方杀灭病菌，同时还可以通过神经调节和内分泌调节发挥作用，是一种多向、多靶位的调节。

只要把握适应症，操作得当，刺络放血操作简便，起效迅速。

TIPS：

●虽然患者可自行在家进行简单的刺络放血操作，但最好应在咨询中医师后再决定是否需要放血。

●《黄帝内经·刺禁论篇》就说道："无刺大醉，令人气乱；无刺大怒，令人气逆；无刺大劳人，无刺新饱人，无刺大饥人，无刺大渴人，无刺大惊人。"即在醉酒、大怒、疲劳、过饱、饥饿及口渴、受惊的情况下，不宜使用针刺法治疗。

六、恐则气下，劳则气耗
——肠道的下垂性疾病要通过补气、提气来治疗

我认识的一个小伙子，才二十多岁就频繁脱肛。脱肛多见于中老年人，因为随着年龄的增长，人体气不足，不能托举内脏，大肠才会脱出肛门。

这位朋友身体很瘦弱，面色苍白，一看就是缺乏体育锻炼，气不足。他只要走路的时间过长就会发生脱肛，不过好在不严重，可以自行回复。但这也让他很尴尬、难受。同时他因食欲欠佳，造成饮食不规律。我告诉他，他总脱肛是中气不足的表现，要想把中气补起来，不仅要有规律地参加体育锻炼，还要饮食有规律，并注意不要太劳累，同时还可以服用补中益气丸调理。

他听从了我的建议，连续服用了1个月的补中益气丸，每天按时按点进食，晚上快走半个小时，有时去健身房跑步。1个月后，他的脸色红润了，脱肛也大大改善了。我说，这才像二十多岁的年轻人该有的样子！

《黄帝内经·举痛论篇》说道："百病生于气也……恐则气下，劳则气耗……"意思就是，许多病的成因都跟气的不调有关系。恐惧会使气下陷，过度劳累会使气消耗，从而产生一系列病症。

过度劳累的人，不管是脑力劳动还是体力劳动，都会消耗身体的

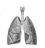

气，造成气不足，气不足则难以维系内脏的正常位置，导致内脏下垂性疾病发生，比如胃下垂、子宫脱垂、脱肛等。这种气不足主要是中气不足，也就是脾胃的气不足，需要通过合理运动、饮食调理、中药治疗等方法来补益和提升中气，把气提起来之后内脏下垂就会逐渐恢复。

脱肛的治疗除了以上介绍的合理运动、规律饮食、避免过劳、中医调理之外，还有一个非常简单而有效的方法，就是提肛锻炼。提肛锻炼一般在早晨排便后或晚上睡前进行，两脚分开与肩同宽，上身放松，意念集中在肛门处，缓慢吸气，吸气的同时向上收缩肛门，意想着将肛门、肠道一起向上提，然后快速呼气，呼气的同时放松肛门。如此一吸一呼，一缩一放，交替进行，每天做2~3次，每次3~5分钟，就能见效。

气的下陷还可表现为疝气，最常见的就是小肠疝气。现代医学认为，小肠疝气是因为腹壁薄弱，在咳嗽、哭泣等腹腔压力增大的情况下，小肠等腹腔内的游离脏器通过一个薄弱的孔进入疝囊，在肚子上、腹股沟处或阴囊形成一个鼓起的包。中医看来，疝气就是因为中气不足，难以维系脏器的正常位置。因为"恐则气下"，所以小儿惊恐、哭泣时，就容易发生疝气，要想从根本解决问题就要通过补益中气，使气提升来治疗。

治疗疝气有一个民间验方：用半两红糖、半两黄酒、20粒小茴香、1块生姜，加水煎汁，一口气喝下去。还有一个验方：用等份的荔枝核和小茴香炒香，碾成粉末，每次取一小勺用黄酒送服。这些方法都能短期见效，但要达到长期效果还是要补益中气。

如果疝气很严重，形成绞窄或者嵌顿，病人就会肚子痛得很厉害，而且鼓起来的疝囊难以回复，时间长了肠道就会发生缺血性坏死，应当及时送到医院急救。西医会用手术的办法来修复薄弱的腹壁，进行疝囊高位结扎或疝修补。手术后病人最好再服用一段时间补中益气药，以达到治本的目的。

补益中气是治疗胃下垂、子宫脱垂、脱肛、长期腹泻等多种疾病的常见中医疗法。但有部分人脾胃虚，不受补，服用补益中气类的中药或中成药后会引起腹胀，那就需要更换中成药或汤药；或者减少药量，并结合推腹法，一边补益中气，一边调理肠胃的运动力，把补进去的气理顺了，人也就不会腹胀了。

除了吃药以外，还有一些呼吸导引的方法可以补益中气、提升清气。平躺在床上，双手掌搓热后，放于中脘（腹部正中线，当脐上4寸），缓慢吸气，同时把中脘鼓起来，意想有一股热气充盈在上腹部，把手掌顶起来，然后缓慢呼气，意想把体内的浊气都排出去。这样一吸一呼，重复大约5分钟，每天睡前做1次，醒来后躺在床上做1次，有助于补益中气、提升清气，从而达到保健的效果。

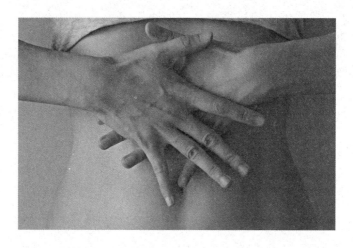

肠胃不好，经常腹泻、脱肛的人，可尝试简单的提肛运动和呼吸导引，说不定有意想不到的效果！

TIPS：

●补中益气丸虽然有补气作用，但并非适用于所有人，应咨询中医师后再综合判断。

●提肛、呼吸导引练习，对各种体质的人都适用，可根据自身情况循序渐进。

●脱肛患者的运动量要从小到大，循序渐进。运动过度，容易使脱肛更加严重。

七、魄门亦为五脏使，水谷不得久藏
——五脏健康，排便通畅

有个朋友曾气鼓鼓地对我说，本来他排便很规律，可是一次跟人发生矛盾，大发脾气，竟然一点便意都没有了。他很不解地问，为什么生气会让人便秘呢？

我告诉他，发怒使肝气上逆，肝本来是主管疏泄人一身的气的，肝气往上走了，不能很好地疏导气的运行，大肠的气就不能下降，也就不能把粪便送出去，最终导致便秘。所以我跟他开玩笑说，要想保持大便通畅，一定要以愉快的心态来对待生活，至少在固定排便的时间前后不能生气。

现代医学认为，大便是否通畅与肠道蠕动是否正常有关，跟其他器官没有明确的关系。但是中医学认为，大便是否正常跟五脏都有关系。《黄帝内经·五脏别论篇》说道："魄门亦为五脏使，水谷不得久藏。"魄门，也就是"粕门"，是排泄糟粕的门，也就是肛门。使，也就是役使，受差遣的意思。就是说，肛门的功能要受五脏的调节，水谷不能久存于体内，代谢废物都要排出去。所以五脏健康了，肛门才能正常工作，才能正常开启并排出糟粕；五脏不健康或功能不协调，大便就会不规律。反过来说，如果肛门不能正常工作，排便不通畅，也会影响五脏的生理功能。

肝跟排便有什么关联呢？

肯定不止一人有过这样的经历，人生气后，或情绪极度低落时，大便无法正常排出。这是因为情绪变化大，导致肝气不舒畅，肝不能统一协调身体的气的运行，使肠腑的气降不下去，魄门也不能正常开启，所以大便无法正常排出。

心跟排便有什么关联呢？

一是心主血脉，人体气血不足，则大便排泄不畅。很多血虚或者西医检查提示严重贫血的病人，大便都会很干燥，或者虽不干燥，但每次排便的量很少。这种情况的病人适合每天早晨空腹喝一杯温热的蜂蜜水，还可以在中医师的指导下用制何首乌煎水喝。每次用1两何首乌，煎出3碗水，早中晚各喝1碗。何首乌是补血、润肠、通便的良药。

二是心主神明，只有心神正常，才能统治五脏，协调工作，大便才能正常。如果心神被蒙蔽，比如中风昏迷的病人，不是遗屎遗尿，就是大便闭塞。患精神病发狂的病人，通常都魄门闭塞不通，好几天都不大便，这是因为心神失常，导致五脏失去领导，而不能正常工作。

北京已故名医、北京中医药大学刘渡舟教授的医案中曾经记载过这样一个案例：一个受精神刺激后发狂的病人，骂人打人，狂躁不休，已经5天没有排大便，刘老就给他开了一剂《伤寒论》中治疗阳明腑实证的方子。这个方子专门治疗胃肠积热、燥屎造成的一系列病症，包括狂证。病人服了一剂药后就排出了很多粪便，排完后就倒在床上呼呼大睡，醒来后神志恢复了正常，家里人跟他说起他发狂的事情，他竟完全不知道。

脾跟排便有什么关联呢？

脾主运化，也主管升发水谷精微中的清气。如果脾不能很好地运化水谷，食物中的精微物质就会被当成糟粕排出体外。脾虚的人经常吃什么就拉什么，特别是吃了玉米粒、豆子等颗粒性食物后，都会原封不动地排出来。

我见过一个严重脾虚的病人，他中午吃了香菇，下午就拉出完整的香菇来。

另外，脾虚的人也有可能不表现为腹泻，而表现为便秘，这种便秘跟肠胃有积热的便秘不一样，后者是便干、硬，好几天才解一次便；但脾虚造成的便秘是大便的时间不规律，虽然好几天解一次，但是大便不干，或者前面一截干，后面的稀、不成形。所以脾虚的人不能随便吃通便药，如果以为是肠道积热而服用了牛黄清胃丸、黄连上清丸、番泻叶一类的药，肯定会使脾更虚，而造成继发性便秘。如果脾气被药物伤得太重，不能升发清气，导致清气往下降，人体就会由便秘转为腹泻。这就是《黄帝内经》所说的"清气在下，则生飧泻"。

肺跟排便有什么关联呢？

肺与大肠相表里，肺气能否向上宣发和向下肃降直接影响大肠的功能，从而影响排便。前面已经说过，感冒发烧的人容易好几天排不出大便，就是因为肺气不宣发，造成大肠的气紊乱了。所以中医治疗便秘时会使用宣肺气的药，肺气一通，大肠的气也就顺了，大便也就能正常排泄了。

肾跟排便有什么关联呢？

肾开窍于前后二阴，主管大便小便。肾阳虚的人，容易发生五更泄泻，表现为在黎明时分非如厕不可，泻下的是清稀、不太臭的粪便，如果受凉或吃了冰冷食品后更容易泄泻，并伴有腰酸腿软；肾阴虚的人，因没有足够的阴液滋润脏腑，肠道也就失去阴液滋润，因此容易发生便秘。正如清代医书《杂病源流犀烛》中说："大便秘结，肾病也。经曰：北方黑水，入通于肾，开窍于二阴。盖肾主五液，津液盛，则大便调和。"

 一位六十多岁的老阿姨，诊断为遗尿，辨证为肾虚，于是我让她将桑螵蛸、杜仲、补骨脂、白豆蔻几种药打成细粉末，外敷神阙。外敷一周后老阿姨告诉我，遗尿有好转，而且以前每到凌晨5点左右就非得排大便不可，贴敷治疗后，就再没出现过这样的情况。现在她一般都是早晨8点起床后才去大便，而且大便也成形了。

桑螵蛸、杜仲、补骨脂是补肾缩尿的药；白豆蔻可以温脾胃，也可以止泄泻，还有辛香的气味，能引药力透过皮肤。本来我让老阿姨用这个外贴的药治疗遗尿，没想到通过补肾的作用，连五更泻也治好了！

所以说，大便是否通畅不仅仅是肠道的问题，与五脏的功能正常与否也密切相关。要想大便正常，既不便秘也不泄泻，就要根据自身情况从五脏着手调理，而不能仅仅调节肠道。

TIPS：

●酸奶和益生菌饮品均含有活性益生菌，有助于维持肠道菌群平衡，对肠道有益。但酸奶需要冷藏才能保持益生菌活性，而部分脾阳虚的人喝任何冷饮都会导致腹痛、腹泻，所以酸奶对脾阳虚的人益处并不大。

●老年人五更泻（黎明时分腹泻）是肾阳虚的表现，除了文中介绍的贴敷疗法外，还可以用吴茱萸粉兑黄酒贴涌泉，有引火归元的作用。

第九章 三焦的养生

『三焦者，决渎之官』。三焦好比人体的上下水管道，在机体代谢过程中起着重要的作用。三焦类似于现代医学所说的水液代谢系统。

保养三焦就是要维持三焦畅通，其中，起居有节、适度饮水、规律运动，是维护三焦通畅的重要环节。

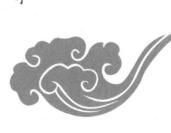

一、三焦者，决渎之官，水道出焉

——三焦好比我们身体的上下水管道

随着中医知识的科普化，越来越多的人喜欢上了中医，爱看中医方面的图书和电视节目。有些人会问，中医书上说六腑里面有一个三焦，三焦到底是什么东西，在哪里？

三焦不是一个具体的器官，而是一个用来运行水液，沟通五脏六腑的功能性结构，类似于身体的上下水管道，它对身体的代谢起着非常重要的作用。

《黄帝内经·灵兰秘典论篇》说道："三焦者，决渎之官，水道出焉。"就是说，三焦主管身体的水液代谢，好比是管理大运河的官员，大运河是疏还是堵，都由它来管理。人体的水液代谢是否通畅，代谢物质是否能正常运输，也由三焦来管辖。

三焦就好比身体内部的上下水管道。如果上水管道堵住了，身体的水供应就要出问题，人就会干、渴、燥；如果下水管道堵住了，身体的水排泄就要出问题，人就会出现浮肿、癃闭等。

古代医书《中藏经》（相传为华佗所著）中说："三焦通，则内外左右上下皆通也，其于周身灌体，和内调外，营左养右，导上宣下，莫大于此也。"这就说明了三焦的重要作用。如果三焦通畅，身体的气血就调和；如果三焦不通畅，人体就会发生很多疾病。例如，糖尿病的发生与三焦失调就有一定的关联。

中医认为大部分糖尿病可以归到"消渴"的范畴，消渴的发病机制是阴虚燥热，同时有三焦不通畅。上消证表现为口渴，大量饮水，饮水多而不解渴；中消证表现为容易饥饿，吃得多但觉胃里不满足；下消证表现为多尿，小便清长，甚至尿中带有烂苹果味，正如古人所说的"饮一斗，溲一斗"。

上、中、下三消证就是由于三焦不通畅，不能很好地运行水液引起的。

我遇到过几个有典型症状的糖尿病病人，他们口渴非常明显，每天水杯不离身，一天要喝好几壶水，而且爱出汗，晚上睡觉时背心会被汗浸湿，看似怕热，但把脚伸到被子外，过一会儿又冷得受不了而缩回来。

有这样的问题的男性多数伴有前列腺的问题，小便不畅快；而女性则多数伴有泌尿系感染，排尿时耻骨部位发酸、发涩。

这就是明显阴虚燥热、三焦不通畅的表现。正因为三焦水道不通畅，人才会出现口渴、爱喝水，喝多少也不解渴，同时小便排出不畅的症状——这就是水液代谢异常。这样的病人用滋阴清热、通调三焦的方法，大多数能够治愈或者缓解症状。

我治疗过一位有这些症状的老大哥，他发现糖尿病的时候空腹血糖已达到 20 mol/L，需要注射大量胰岛素治疗。他寻思着总注射胰岛素皮下会出现硬结，便问我中医药能不能治疗糖尿病。我告诉他可以试一试，给他开了个中药方，还给他进行推拿和刮痧治疗，为他疏通经络，通调三焦。经过大约 1 个月的治疗，他已经停用了胰岛素，空腹血糖降到了 8 mol/L。

三焦失调会造成多种病症，不仅仅是糖尿病。有的人口渴多饮、

223

多尿，但西医并不诊断为糖尿病，也不知道如何治疗，而中医辨证属于三焦不畅的病例，通过通调三焦的方法一般都能够治愈或者缓解症状。

已故北京名医、中日友好医院主任医师焦树德老先生曾在他的医案里记载过这样一个例子：一个外国小女孩患了很奇怪的病，她每天要喝8暖壶的水，尿也非常多，每隔十几分钟就要排尿，十分影响学习。西医初步诊断为糖尿病，可检查后发现其并非糖尿病，而是脑垂体异常分泌造成的神经性多饮多尿，没有好的办法治疗，除非把脑垂体切除。小女孩的家人很相信中医，把她带到中国来治疗，并找到了焦老。焦老认为她的病症是阴虚、三焦不通畅引起的，给她开了比较大剂量的中药，嘱其煎汤代水饮。小女孩进行中药治疗一段时间后，每天的饮水量从8暖壶减少到6暖壶，又减少到4暖壶，最后减少到2暖壶，几乎和正常人一样了，多尿的情况也有改善，可以每隔2小时再去尿一次了。小女孩的家人称赞了神奇的中医，说小女孩从此以后可以正常地学习和生活了。

从这个例子可以看出，三焦失调造成的水液代谢异常可以使人异常口渴、多尿，反过来，有这样症状的人则要先明确自己是不是三焦失调。

三焦也是一个运行水谷精微的通道，就像大运河一样，既能泄洪排水，又能输送物资。《黄帝内经·六节脏象论篇》就说道："脾、胃、大肠、小肠、三焦、膀胱者，仓廪之本，营之居也。"就是说，三焦和脾胃、大小肠一样，能够运化水谷精微，是营血化生的地方。古代医书《黄帝八十一难经》中说道："三焦者，水谷之道路，气之所终始也。"也是说，三焦是水谷运行的通道。如果三焦不通畅，水谷的运行就要出问题，人就会出现打嗝、脘腹饱胀、反酸、呕吐、便秘或者腹泻。以上情况同时出现时，肯定不是单纯调理脾胃或者肠道就能够解决的问题，往往需要同时疏通三焦。

TIPS：

●除了糖尿病，还有其他多种因素可造成多饮、多尿。出现多饮、多尿的症状后，可通过检测空腹血糖和餐后2小时血糖来鉴别是否为糖尿病。

●糖尿病并不一定都会有多饮、多食、多尿的症状，更多的糖尿病病人并没有典型症状，而是在体检时被查出患病，或者因血糖极高，发生糖尿病高渗性昏迷或糖尿病酮症酸中毒时才发现患病。最简单的筛查糖尿病的方法就是检测空腹血糖和餐后2小时血糖。

二、少阳为枢
——多种病症可以通过调理少阳来治疗

三焦与手少阳经相连属。《黄帝内经·阴阳离合论篇》说道："少阳为枢。"就是把少阳比作一扇门的枢纽，门这边是阳，那边是阴，阴与阳的调和要靠少阳的开阖来完成。可见三焦是多么重要！它就如同一个巧妙的机关，如果扳对了机关，就可以有四两拨千斤的作用，可用于治疗多种病症。

我治疗过一个五十多岁的中风后遗症的老阿姨，她在家干活时突然发现左手举不起来，走路往左边偏。她开始以为是肩周炎，但后来发现话也说不清楚，家人才警觉不对，将其送到医院，行头颅CT检查，结果提示多发性脑梗死。

老阿姨来医院后，我判断她的情况是少阳经受邪，三焦不通畅。于是每天给她针灸治疗，重点选取两条手臂的臑会、支沟和两条腿的阳陵泉等穴。老阿姨还问我，为啥明明是左边胳臂和腿瘫了，却连右边的穴位也要一起扎？

我告诉她，因为中风后经络堵塞，人体的气血分配不均匀，右边气血很旺盛，左边气血很薄弱，所以要两边同时针灸，把右边的气血引到左边来。

《黄帝内经》上说过："邪客于手少阳之络，令人喉痹舌卷，口干

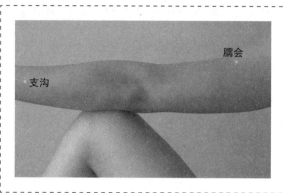

● 臑会在上臂外侧，
三角肌的后下缘。
支沟在前臂外侧正
中，腕横纹上3寸。

心烦，臂外廉痛，手不及头……"老阿姨言语不清、左臂不遂，完全
符合少阳经受邪的症状，所以我有信心，针刺手少阳经的臑会、支沟
和足少阳经的阳陵泉，一定能促进疾病痊愈。

果然，进行针灸治疗一周后，老阿姨的左臂就能顺利抬起来了，
只是还不能摸到头顶，左手手指活动也还不利索，但左腿走路完全没
问题了。我一边继续给她针灸，一边告诉她，一定要有意识地锻炼肢
体的活动度，每天练习用左手握东西，练习抬左臂摸头顶。四肢的功
能"用进废退"，只有多锻炼才能保持一定的灵活度。这样又治疗了一
周，老阿姨的左臂、左腿的活动完全没问题了，也恢复了说话的灵活度。

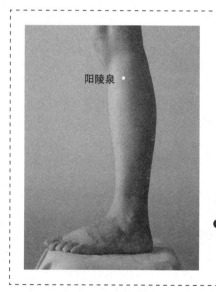

● 阳陵泉在腿外侧，
膝盖以下，腓骨小
头下的凹陷处。

点揉臑会、支沟和阳陵泉，对肩周炎有治疗作用。最好让家人或朋友帮忙点穴，找准穴位后，一边点左侧的穴，一边试着举起右臂，用右手去摸头顶，持续3～5分钟；然后一边点右侧的穴，一边试着举起左臂，用左手去摸头顶，持续3～5分钟，如此反复做2～3组动作。同时配合点揉两侧的阳陵泉，对治疗肩周炎有很好的效果。

如果配合在肩膀、手臂外侧、背部刮痧，效果会更佳，一般每天点穴一次，隔天刮痧一次，连续3～4天就有明显的效果。

点揉臑会还能缓解上臂肌肉的疼痛。如果平时不怎么运动，某天突然运动过量，上臂一定会出现酸痛感，这时揉捏上臂三角肌，再点揉臑会，就能缓解肌肉的疼痛。

支沟还有治疗腹泻的作用。治疗时，可与腹部的天枢配合。因为三焦是身体的水道，管理水液的运行，水液运行受阻就会往大肠这个通道跑，因此容易导致腹泻的发生。这时针灸三焦经的支沟和大肠在腹部的募穴天枢就能治疗腹泻。如果不会用针也没有关系，可以先用手指点揉支沟和天枢，再用点燃的艾条熏灸这两个穴位，灸15分钟左右就能起效。

调理三焦经还可以治疗腰痛。三焦经在手背部的走向上有腰痛的

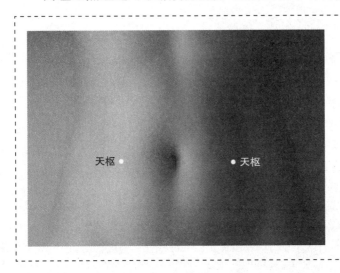

天枢　　　天枢

●天枢位于腹部，横平脐中，并正中线旁开2寸。

反应点，凡是有腰痛表现的人，在三焦经的中渚到阳池之间，一定能按到一个或数个结节，不管是急性腰痛还是慢性腰痛。

《黄帝内经·刺腰痛篇》说道："少阳令人腰痛，如以针刺皮中，循循然不可以俯仰。"就是说，少阳经络不通的腰痛特征是向前俯身和向后仰时疼痛会加重，患者甚至痛得动不了。这时找出手背部三焦经从中渚到阳池之间的结节，反复地拨这些结节，就能使腰痛缓解。然后再点揉足少阳胆经的阳陵泉，腰痛缓解会更显著。

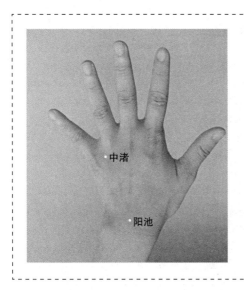

● 中渚在手背部，当环指本节（掌指关节）的后方，第4、5掌骨间凹陷处。

● 阳池在腕背横纹中，当指伸肌腱的尺侧缘凹陷处。

　　我曾治疗过一个急性腰扭伤的女孩，她因为伸手够高处的物品时扭了腰，当即腰痛得动不了。我先用拇指拨她手背三焦经上的结节，再在其中渚到阳池之间刮痧，刮出了一片鲜红的痧点，她再试着动腰时，腰基本上不痛了。

三焦经在头部的走向会经过耳朵，所以一些耳鸣、耳聋的病症，点揉三焦经的液门、中渚也有效果。老年人的慢性耳鸣、耳聋与肾虚有关（肾开窍于耳），也与三焦不通有关系。如果每天点揉液门、中渚，并配合做"鸣天鼓"的动作，听力就能逐渐恢复。"鸣天鼓"的做法是：两手抱头侧面，手掌堵住耳朵，用中指弹后头部枕骨处，此时会听见"蹦蹦"的闷响，如打鼓一样，所以叫"鸣天鼓"。

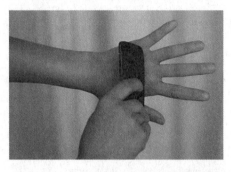

● 在中渚到阳池之间刮痧，有治疗腰痛的作用。

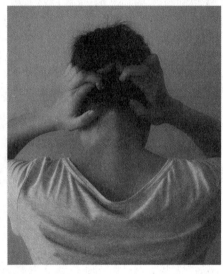

● "鸣天鼓"对一些耳鸣、耳聋的病症的治疗有作用。

三焦经之所以能够治疗这么多种疾病，就是因为三焦属少阳，少阳主枢机，如同一个巧妙的机关一样。而且脏腑的营养供应要靠三焦去输送，脏腑的代谢产物也要靠三焦参与排泄，调理三焦也就可以调理各个脏腑的功能，病症当然应手而愈。

TIPS：

●腰痛患者可以自行拨手背中间的筋（食指、中指、无名指的肌腱），或者在手背中间刮痧，这些操作都有治疗腰痛的作用。

●支沟配合间使使用还有心绞痛急救作用。
方法是在心绞痛急性发作时，先点揉一侧的支沟和间使，同时转动另一侧手腕，再反过来换另一只手操作。

三、壮火散气，少火生气

——我们不要给自己放火

有一次一个病人向我咨询怕热的问题。他长得又高又壮，胃口非常好，一看就是体质实热的类型。他说自己唯一的问题就是太怕热，即使是冬天，在室内也只穿短袖衬衫，夏天更是热得难受，稍微一动就满头大汗，恨不得随时洗凉水澡。

他看电视里的中医讲堂介绍说，爱出汗是气虚的表现，就问我，他是不是气虚。我告诉他，他怕热、出汗不是因为体虚，而是三焦被热气充斥，不得不排汗向外散热的表现。

他不解地问我三焦是什么。我说，三焦是人体内运输物资的通道，管理着人上、中、下三部分的代谢，所以叫三焦。这个病人的上、中、下三部分都弥漫着热气，像蒸锅下面燃着大火一样，自然三焦的津液都被大火蒸成了汗。

人体不能没有火，火是推动各项生理机能的动力，但又不能让火太大，火太大了就不是能源之火，而成了致病性质的火。正如《黄帝内经·阴阳应象大论篇》说道："壮火散气，少火生气。"意思是，很壮很旺盛的火会使气耗散，只有小小的火才能使气生成，变化为推动各项生理机能的动力。

三焦的"焦"字，下面的四点水本意是小火，而上半部分是小鸟的意思。这个字可以简单地理解为：要吃烤小鸟，只有用小火慢烤才能烤得金黄焦嫩，如果火太旺就一下子烤煳了。"这只美味的小鸟"就是我们三焦的生理机能，只有用小小的火温暖三焦才能使它的生理机能发挥出来，如果火太大，三焦就被火热充斥，生理机能就会失常。

好如说，本来体质壮实的人，气血都很足，身体里的火比较旺，但是如果火旺过头了，就会像上面那位病人一样，非常怕热、爱出汗，一到夏天就热得难受，这时的火不是正常的热量，而是需要清除的异常热量。

三焦的大火是怎么烧起来的呢？一是跟自身体质有关，大部分是由先天因素决定。一般父母的体质壮实，子女的体质就壮实，身体里的火就比较足。所以如果父母怕热、爱出汗，子女也可能有同样的问题。先天不足、体质原本比较虚的人，后天经过体育锻炼或练习气功，也可能转变为比较实的体质。

我认识的一对夫妇，两人体质都很壮实，长得又高又壮，而且怕热、爱出汗。他们的小女儿才3岁就比同龄小儿壮，个头和体重都超标，而且跟父母一样怕热、爱出汗。这样的小儿本来应该很健康吧？可是就因为体内的火太旺，她反而容易感冒，而且一感冒就咳嗽、嗓子痛，乃至扁桃体肿大。这就是因为三焦的火热太重，造成三焦不通畅，身体的正气被消耗了，抵御外界邪气的能力就变差，所以容易感冒。

家长们可以注意一下，小儿内热越重，越容易感冒，而且一旦感冒就会咳嗽、咽痛、发烧。这也就是《黄帝内经》中所说的"壮火食气"——旺盛的火把正气吞食消耗了！

另外，不正常的饮食习惯也会造成三焦火盛。如果吃过多肉类、油炸食品、甜点心、麻辣火锅等，人就会容易上火。随着交通的便利，南北交流的增加，麻辣旋风刮遍了大江南北，全国各地无不流行麻辣风味的菜肴，从水煮鱼到麻辣香锅，从辣子鸡丁到香辣牛蛙……麻辣菜肴丰富了人们的饮食文化，满足了人们的饕餮之欲，也造就了一群三焦火旺的人。

有不少人有这样的经历，吃完麻辣香锅或水煮鱼之后，就觉得嗓子干、疼，胃里火烧火燎，大便秘结或排便时肛门热辣辣地疼。这就是上、中、下三焦燥热的表现。可是即便这样也不能阻止一帮老饕们对麻辣菜肴的热爱。

我有一个云南的朋友，到北京生活了几年，很少有机会接触到很正宗的麻辣菜，一旦有机会吃到家乡的小米辣，一定会放开肚子海吃一顿。有一次他在北京连续两天陪客人吃云南菜，后来很难受地对我说："不好了，痔疮犯了，大便带血，怎么办？"

我让他赶紧用鲜藕、白萝卜榨成鲜汁饮用。他回家照做后，说喝完萝卜藕汁后舒服多了，大便不干了，也不流血了。

这就是吃太多辛辣的菜肴造成三焦火旺，引起痔疮出血的例子。本来痔疮多发于中老年人，可现在许多年轻人也患痔疮。因为年轻人更抵挡不住麻辣旋风的诱惑，这些菜肴添加了过多的辣椒、花椒、小茴香、孜然等辛辣的调料，食用后无异于在体内放了一把火，又加上过多油脂，那就是火上浇油，人还受得了吗？

因过度食用辛辣食品造成的咽干、咽痛、胃中灼热、痔疮出血，可以通过饮用鲜藕白萝卜汁调理。方法是取一整截鲜藕（带藕节）、一截约7厘米长的白萝卜（带须），洗净后切成小块，放在榨汁机里，加100mL凉开水打成汁饮用，分2次，一天内喝完。

总之，我们不能自己给自己放火，而应该防火，日常饮食宜以清淡为主，对麻辣的诱惑要说"NO"。如果嘴馋实在想吃，可以少量食用，同时搭配大量白水煮的蔬菜，并且先吃蔬菜，再吃麻辣菜。

三焦不需要壮火，只需要小小的火来温暖。这小小的火很容易办到，只要规律饮食和作息，积极参加体育锻炼，气血调和就行了。

TIPS：

●在胃热重的情况下，喝冰冻饮料或冰水反而会使胃蠕动异常，如同冷水浇在热铁上，不易降火。所以胃热非常重时，藕与白萝卜打成的汁可以稍加热再饮用，以防冰伏热气。

平素大便硬结、蹲便时间过长也会使痔疮加重。建议多吃富含膳食纤维的食物促进排便。如厕时不玩手机或看其他读物，减少蹲便时间。

四、清阳实四肢，浊阴归六腑
——怎样让四肢更有活力

不少人有手足冰凉的毛病，一年四季中只有夏天手热，其他时间一概手足冰凉。这部分人中，女士居多。为什么呢？一是因为女士每月都要流出经血，还要经过妊娠失血，比男士更容易血亏，血亏就会造成畏寒、四肢冷。二是因为女士比男士更容易多愁善感，情绪失常，气机不通畅，也就使三焦不通畅，阳气通行的道路受阻，即使身体内部很热，四肢也是凉的。

男士也有手足冰凉的情况，大部分是因为劳累、工作压力大、情绪焦虑造成三焦不通畅，从而导致身体的阳气不能正常运送到四肢，最终出现手足冰凉。

《黄帝内经·阴阳应象大论篇》说道："清阳实四肢，浊阴归六腑。"就是说，身体中的清气、阳气要运送到四肢去，保证肢体的活力，而浊气、阴气就要运送到六腑，由六腑负责排泄糟粕。

现代人生活节奏快，工作压力大，难免出现郁闷、憋屈、焦虑、发怒的情绪，这些异常情绪造成气机紊乱，从而导致三焦不通畅，不能很好地通行清阳之气。清阳不能充实四肢，人就会四肢冰凉或四肢活力不足。这样的人不是阳气不足，而是阳气不通，需要疏通三焦以通行清阳。

疏通三焦的一个方法是点穴。长期四肢冰凉的人，光靠抱暖水袋

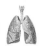

是不能从根本上解决问题的，必须把三焦经打通，把气理顺，才能使手足温暖。手背上的阳池是三焦经的原穴，位置在手背与手腕交界的部位，立手腕时出现的皮肤皱褶的正中。这个穴位之所以叫"阳池"，就是说它像一个水池一样，可以储存阳气，所以四肢的阳气不足时可以通过它去调度。刺激阳池对疏通三焦、通行阳气有很好的作用。

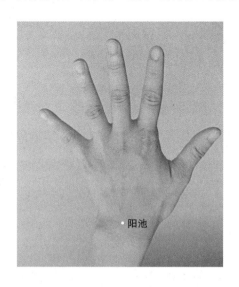

·阳池

先用左手的拇指点揉右手的阳池，持续3～5分钟，再用右手的拇指点揉左手的阳池，持续3～5分钟。然后将左手的食指、中指屈曲，依次夹住右手的小指、无名指、中指、食指、拇指，从指根捋到指尖，再将右手的食指、中指屈曲，依次夹住左手五个指头捋一遍，最后搓热手掌、手背。这是一套非常简单又非常有效的手操，长期坚持做有助于疏通三焦，将身体内部的阳气引向四肢，一段时间后，手脚就不冰凉了。

阳池还可以治疗手腕扭伤和"鼠标手"。"鼠标手"学名叫腕管综合征，过度使用鼠标的人会患上这种病，出现手腕、中指、无名指疼痛、麻木、肌肉无力。这时刺激阳池能达到治疗的效果。因为中医看来，"鼠标手"的发生是由于过度劳损，局部筋络受伤，风寒湿气侵犯人体，而刺激阳池可以疏通经络的阳气，用清阳来赶走风寒湿气，疾病也就能得到痊愈。

经常使用电脑的人还容易患颈椎病，或者颈肩肌肉劳损，觉得脖子发僵，背部发紧。这时也可以通过疏导三焦经来治疗。每使用电脑1个小时到1个半小时后，就应起来活动腰部，然后两脚分开与肩同宽，两臂举起，向两侧展开伸平，手腕立起。此时人站立成一个"大"字形。同时深吸气，两手尽量向两边伸展，伸到极限，同时头往后仰，这时候我们会有颈肩部拉紧、手臂肌肉拉紧的感觉。头仰到极限时忽然将颈部和两手臂放松，同时快速地呼气，这时候我们会有非常轻松的感觉，仿佛紧绷着的脖子和后背都松开了，非常畅快。这是因为这套动作立起手腕，刺激了阳池，同时手臂往两侧伸展并且放松后，疏导了三焦经。三焦疏通了，清阳就能往四肢走，本来缺血的四肢（尤其是上肢）就能重新得到气血供应。

以上的手操和伸展手臂的操可以通过疏通三焦经而使四肢更有活力。如果不仅仅是因为气机受阻，三焦不通，还因为自身气血不足而造成的手足冰冷，或自觉手足乏力，缺乏动力，除了做这些操之外，还需要适量食用能养气血的食物，如牛肉、羊肉、血制品等。

TIPS：

●治疗鼠标手的方法是：先在阳池附近刮痧，刮出痧点，再用艾条熏灸15分钟左右，疼痛、麻木感能很快缓解。如果一次不能缓解，第二天再治疗一次，一般就能明显奏效。

●虽然血制品如猪血旺、鸭血旺等有补血作用，但猪饲料、鸭饲料中含有一些激素样成分，所以吃市售的猪血、鸭血可能对人体并无益处。

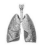

五、阴气者，静则神藏，躁则消亡

——晚上十点之前上床休息以静养三焦

　　我治疗过的一个更年期女士，她的症状是头痛、头胀1周，特别是头的两侧胀痛得厉害。我问她最近是否受凉受风，她摇头否认。我又问她最近是否睡眠不好。她连连点头说是，特别是入睡困难。起因是前几天她迷恋看电视连续剧，看到晚上很晚了也不睡，后来再想入睡时发现睡不着了，要在床上翻来覆去很久，脑子里纷纭嘈杂，再后来就出现了头痛、头胀的症状，而且近来两只手的中指和无名指开始发麻。听说手指发麻是中风的先兆，她害怕自己会脑中风，就赶紧来看医生。

　　这位女士脉细而弦，舌淡红，苔后部腻而黄白夹杂。头部两侧和手的中指、无名指是手少阳三焦经循行的部位，这位女士头痛、头胀，以头部两侧为重，手的中指和无名指发麻，脉细而弦，显然是平素气血就不足，加上三焦不通造成的。而三焦不通的"罪魁祸首"就是熬夜。

　　三焦经气旺盛的时辰是亥时，也就是晚上9点到11点。《黄帝内经·痹论篇》说道："阴气者，静则神藏，躁则消亡。"就是说，人体的阴气，在静养的情况下就能养神，使神气收敛；躁动的时候就会无意义地消耗，对身体有害。晚上10点到11点本来是该休息的时候，这

239

时三焦经需要静，需要养神，如果人还在玩乐、工作，就会使三焦得不到休息，在躁动中消耗正气。

妇女在更年期阶段，大多数处于阴虚的状态，这时候更需要静养阴气，哪里适合熬夜看激动人心的电视连续剧呢？因为熬夜，三焦经没有休息好，人就开始出现头痛、头胀、手指麻木等经络不通的症状。

我劝这位女士应尽量在晚上10点之前睡觉，并且对其说，若不答应就没办法治疗。她答应后，我就用刮痧板在她的颈肩部三焦经循行的部位刮痧，刮痧后皮肤紫红一片，但刮的时候她连喊舒服。刮完我又给她按摩头部，重点按揉耳朵两侧少阳经循行的部位。按揉这些部位的头皮时，我感觉像按着装了水和沙砾的皮囊，跟健康部位的头皮感觉明显不一样。按摩完头部，我又点揉了她手臂外侧三焦经的臑会和外关，最后点揉了她小腿外侧胆经的阳陵泉。

操作完后，她说，现在感觉舒服多了，头痛、头胀了1周，现在是最轻松的时候。我告诉她一定不要再熬夜了，争取晚上10点之前上床休息，让三焦经得到静养。

现代医学研究表明，人体的很多有利于心情愉悦、增强记忆、祛斑美白的激素（比如褪黑素）都在晚上10点左右分泌旺盛，所以10点前上床休息有利于这些激素的分泌。如果这个时间段还在玩乐和工作，晚上11点之后才睡觉，这时三焦气机躁动，阳气浮动于外，就容易造成入睡困难或者引起恶梦纷扰，影响休息，损耗人体正气。某些因为久病导致三焦不通畅的慢性病人，可以在晚上10点前拍打手臂外侧的三焦经和腿两侧的胆经，疏通少阳经的经气，然后再上床休息。

很多慢性病会在晚上10点到11点之间加重，比如心脏病病人可能会在这个时间段心绞痛发作，胃病病人可能会在这个时间段反酸烧心，慢性支气管炎病人可能会在这个时间段哮喘发作或者咳嗽加重。这是因为久病使三焦不通畅，而这个时间段是三焦经经气旺盛的时刻，经气一旺盛就要抵抗邪气，努力疏通经络，正邪斗争得厉害，所以症状反应剧烈。但如果邪气太强大，正气太虚弱，三焦经气血斗争失败，病情就会向不好的方向发展。所以需要在晚上10点之前拍打手臂外侧的三焦经和腿两侧的胆经，疏通少阳经的经气，然后上床休息。

有的年轻人白天运动时间少，喜欢晚上出去运动，到晚上10点了还在打网球、打篮球、游泳，其实这对健康很不利。晚上运动的时间不能拖得太晚。人的阳气在日出的时候刚生发，在中午最旺盛，到日落后就向内收敛了。晚上太晚运动会使已经收敛的阳气又鼓动起来，消耗阴气，则神明难以收藏，人就会异常亢奋，睡眠不安。而且三焦经得不到休息，就容易导致第二天出现口干、口渴、上眼睑浮肿、头晕、耳鸣等症状。

古代医书《中藏经》说道："三焦通，则内外左右上下皆通也，其于周身灌体，和内调外，营左养右，导上宣下，莫大于此也。"三焦休息好了，才能使五脏六腑周身通泰。

TIPS:

●在没有工作和学习的情况下，应尽量在晚上10点前上床睡觉。只有少部分练气功或内家拳法的人专门在夜间三焦经旺盛的时候出去练功，以打通三焦。这部分人有一定的内功作为基础，可以使大自然的清气与体内经气相通，同样可以养神。但没有内功基础的人最好不要效仿。

●急性病症期间，或大病初愈，切忌行房事，否则会使病情加重。

●三焦主管水液代谢，所以在亥时前后不要多喝水，最好不喝水，避免加重三焦负担。现代医学也认为夜间喝水容易使组织疏松处（如眼睑）水肿。

六、久视伤血，久卧伤气，久坐伤肉
——越是消极休息，越是三焦不畅

大部分青年上班族们都有这样的"爱好"，平时上班必须早起，因此在周末就赖在被窝里睡懒觉，恨不得从头天晚上睡到第二天下午。可是这样的休息并不能使人恢复精力，反而人睡醒后觉得更疲乏，四肢无力，更懒得动。

也有不少人有这样的"爱好"，在周末做"宅人"，既不出去娱乐也不抽空学习，而是坐在家里看剧，或者连续十几个小时上网浏览网页、观看电影，一直看到眼睛布满血丝。这样也达不到休息的效果，反而会让自己头昏脑胀。

《黄帝内经·宣明五气篇》说道："久视伤血，久卧伤气，久坐伤肉。"就是说，用眼时间过长会耗伤肝血，造成视力模糊；躺卧时间过长会无形中耗气，造成精神疲乏；坐的时间过长会损伤肌肉，造成肌肉软弱无力。

久视、久卧、久坐都是现代人常有的生活状态。平时上班时间用眼、呆坐的时间就已经够长了，如果周末还采取看电影、上网、久坐、久睡的休息方式，那就叫"消极休息"。这样的休息方法不利于气血周流，气血运行慢了，三焦就不通畅，机体代谢就减慢，所以越休息越疲惫，人还会出现头昏眼花、四肢无力。

有助于三焦通畅的休息方式是"积极休息"，也就是去参加体育锻炼。锻炼方式可以是现代运动方式，即爬山、散步、打羽毛球、打篮球、打乒乓球、踢足球、游泳等；也可以是传统运动方式，即太极拳、八段锦、易筋经、形意拳等。"积极休息"看似是在动，可是却不会使身体更加疲惫。大多数现代人的工作都以脑力劳动为主，肢体活动很少。正如《黄帝内经》所说的"阳气生于四肢"，四肢的运动可以生发阳气，使"清阳实四肢，浊阴归六腑"。所以越活动三焦越通畅，四肢越有劲；越不动三焦越不通畅，四肢越乏力。

现代运动方式和传统运动方式相比，我更倾向于传统运动方式。因为传统运动方式更注重下盘功夫，更注重形神合一，不但锻炼了形体，也锻炼了气和意。气和意练到一定境界，就可以静中求动。

不管是现代运动方式还是传统运动方式，对畅达三焦都有好处。前面说过，糖尿病目前是我国的多发病，这个病在中医看来绝大部分存在三焦不通的情况，所以糖尿病病人多参加体育锻炼，能畅达三焦，有助于控制血糖。

我曾治疗过一个六十多岁的女性糖尿病病人，她发现糖尿病已经有二十多年了，一直靠注射胰岛素治疗。她的身体非常瘦弱，精神不好，不爱动，总是觉得身体没有劲。退休后她消磨时光的办法就是织毛衣，可是时间长了，就发现眼睛越来越看不清楚，到医院去检查，说是发生了糖尿病的视网膜损害。她很担心，怕眼睛会慢慢变瞎，最后完全失明，就来咨询我该怎么办。我告诉她，糖尿病可以吃中药调理，但是药物治疗只是其中一个手段，更重要的是要积极主动地改变生活状态。我建议她调整饮食结构，加强户外运动，如果一开始没精神做太大运动量的运动，可以先去散步，然后逐渐把散步时间延长，步伐加快，再慢慢过渡到打羽毛球、打乒乓球等运动。

她听从了我的建议，减少了织毛衣的时间，每天出去散步。坚持一段时间后，她说，散步后一点也不累，精神反而更好了。以前一天到晚坐在家里，以为自己身体不好，不敢运动，没想到越运动越有精神。而且在运动+中药调理的情况下，血糖控制得非常好，胰岛素的量慢慢降下来了，大有停用胰岛素的希望！她非常高兴，说以后一定每天都运动。

我还治疗过一个四十多岁的男性糖尿病病人，因为上班忙，他没有时间锻炼，下班后又习惯坐在电脑前玩扑克牌，根本不出门活动。可是长久的坐并没有使他得到休息，他反而觉得小腿酸痛，像走了几十公里路一样，而且小便排出不畅。这是因为久坐，气血周流不畅，三焦不通所致，而且血糖肯定也控制不好。

他听从了我的建议，每天到公园快走半个小时，一段时间后延长到1个小时，走到一身畅汗为止。自从开始每天快步走之后，他觉得精神好多了，原本肥胖外凸的肚子缩小了，小腿也不酸痛了，而且血糖控制得非常好。这样走习惯了之后，他每天都想出去走走，不走反而觉得全身不自在。

这就是运动带给人的益处。因为三焦不畅，四肢清阳不足，人觉得乏力，就懒得运动，总想休息，可是越是消极的休息越糟糕。其实，一旦积极地动起来，舒展了四肢的阳气，人就不会觉得累，反而觉得舒服。

TIPS：

●糖尿病病人以有氧运动为佳，可以循序渐进，从快步走开始，逐渐过渡到慢跑、游泳、打羽毛球、打乒乓球。一次性运动过度会使肌肉无氧代谢增加，造成肌肉酸痛，甚至横纹肌溶解。

●老年人快步走的运动强度以心率较运动前上升30%，微微出汗为佳。过度运动则过犹不及。

　　●肌肉无氧代谢，乳酸堆积，会加重人的疲惫感，这就是中医所说的"三焦不通畅"。积极运动有助于促进血液循环，排出乳酸。中医认为这是利用运动升发了四肢阳气，使三焦通畅。

七、圣人不治已病治未病，不治已乱治未乱
——不要等到管道堵塞了才着急去疏通

众所周知，家里的上下水管道要经常维护，时时检查地漏是否有头发堵塞，及时清理下水口堆积的渣滓，不往下水道扔固体垃圾，这样才能保证管道通畅。

三焦就是我们身体的上下水管道，这条管道也需要我们时时去维护，保持其通畅。如果等到三焦堵塞不通了再去治疗，这时疾病已经生成了，就必然会给自己和家人带来很大的痛苦，岂不是晚了吗？

《黄帝内经·四气调神大论篇》说道："圣人不治已病治未病，不治已乱治未乱。"就是说，高明的人不会在生病时才去治疗，而是在疾病未发生时就去预防；不会在混乱已经形成后再去平定乱局，而是在混乱还没有发生时就制定井然的秩序。我们不要等到疾病发生了再去治疗，而是要自己做自己的保健医生，在疾病还未发生时就防患于未然。

我认为最简单的保健是：不抽烟，少饮酒，不酗酒，饮食有节制，多吃蔬菜水果，每天有规律地运动。可是就是如此简单的事情人们也常常难以做到。特别是在还没有发生疾病的时候，人总觉得自己的身体很好，固执地认为"人生在世，该吃就吃该喝就喝"。能说出这样的话的人是没有真正病倒过的人，他们总存着侥幸心理，觉得自己不会病倒，可是真到了病倒的那天，心理状况又改变了，会觉得无论用什

么办法都要挽回健康，挽回生命。可是，有的人已经悔之晚矣！

我遇到过一个非常固执的人。他因为咳喘来治疗，当我劝他不要抽烟时，他却说不吸烟生活就没有意义。我反问他是吸烟重要还是生命重要，他正当壮年，事业蒸蒸日上，是家里的顶梁柱，难道要为了这一癖好，等病倒了再后悔吗？他很硬气地说，吸烟就是他的命，不吸烟不行……对这样的病人，医生自然无可奈何。古代医家总结了"十不治"，其中一条就是"寝兴不适，饮食无度"，包括抽烟无度、喝酒无度。所以这个病人的咳嗽，不戒烟断然治不好！

许多中风（脑血管病）的病人，他们直到躺在病床上的时候才后悔不已，才意识到不该抽烟喝酒、饮食上也不该大鱼大肉。我对其中一个患中风的老爷子印象深刻，他长得非常胖，睡在床上要三个人一起用力才能抬起来。因为中风后偏瘫，他不会自行翻身，只有每天让儿子和两个护工帮着翻身。他非常愧疚，认为拖累了儿子，说自己以前抽烟很凶，一天要抽 2 包烟，而且非常爱吃肉。邻居们都说他太胖了，应该减肥，应该节食和运动，他却说人生在世，该吃就吃该喝就喝该死就死……可是现在真的躺在病床上了，他却非常怕死，天天拉着医生询问自己的病情。

人中风后之所以会偏瘫，就是因为瘀血和痰浊阻滞在经络中，三焦不通畅，气、血、水都得不到很好的输送，从而导致一边身体气血旺盛，另一边身体气血虚弱。这些瘀血和痰浊是怎么来的呢？就是因为长期抽烟喝酒、大鱼大肉，终致脾胃无法运化，三焦不通畅，最后积聚在体内形成瘀血、痰浊。

要想让身体里面不堆积垃圾，就要保持三焦通畅。其实做法很简单：一是生活起居要有规律，不要总熬夜，也不要睡到日晒三竿还不

247

起床；二是饮食要有节制，不能对美食饕餮无厌，要在吃到八分饱时离席，不可大鱼大肉，多吃蔬菜水果、五谷杂粮；三是穿衣戴帽要适宜寒温，不能为图漂亮而穿得过少，以免感受寒邪；四是要规律运动，每天选择适宜自己的运动方式锻炼1个小时左右；五是保持平和的心态，不要欲望无穷，暴喜暴怒。如果能做到这几点，就等于是在维护身体的上下水管道了。

《黄帝内经·上古天真论篇》说到了人为什么过了五十岁就衰老："今时之人不然也，以酒为浆，以妄为常，醉以入房，以欲竭其精，以耗散其真，不知持满，不时御神，务快其心，逆于生乐，起居无节，故半百而衰也。"以上虽然是古人说的话，可是也能作为当今都市人生活的写照。

《伤寒论》说道："上工治未病。"意思就是，高明的医生在病人还没有生病时就将疾病扼杀在摇篮之中，与"圣人不治已病治未病"是一个意思。作为一名医生，我多么希望在大家还不是病人的时候，即在"未病"的时候，就做到预防疾病！可是，医生总是怀着一颗善良的心在规劝，听的人能不能遵行就要看他们的造化了。

TIPS：

●古人所谓"十不治"：听信巫师祷赛，广行杀戮；讳疾忌医，使虚实寒热妄投；多服汤药而涤荡肠胃，元气渐耗；纵欲恬淫不自珍重；寝兴不适，饮食无度；窘苦拘囚，无潇洒之趣；怨天尤人，广生烦恼；今日预愁明日，一年常计百年；室人噪聒，耳目尽成荆棘；以死为苦，与六亲眷属常生难割舍之想。

第十章 膀胱的养生

中医学中膀胱的意义，包含了膀胱经和膀胱腑。

膀胱经是人体最长、阳气最旺盛的经络，分布在人体的背部。膀胱经阳气充沛，可帮助人抵御风寒邪气，使人免于外感性疾病，类似于现代医学所说的免疫系统。

膀胱腑是一个洁净之腑，管理着人体的津液气化和排泄。

膀胱的养生保健，一是要充实膀胱经的阳气，使人体免于疾病侵害；二是要保证津液气化的正常，类似于现代医学所说的水代谢及泌尿系统功能正常。

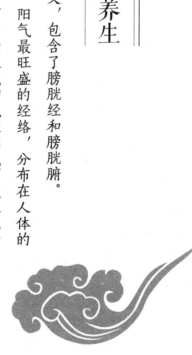

一、膀胱者，州都之官，津液藏焉，气化则能出矣
——膀胱好比我们身体的储水池

如果说三焦是我们身体里的上下水管道的话，那么这个管道收集起来的水液暂时储存的地方，就是膀胱。

膀胱好比我们身体的储水池。《黄帝内经·灵兰秘典论篇》说道："膀胱者，州都之官，津液藏焉，气化则能出矣。""州"即"洲"，"都"即"渚"。"洲渚"本指江河中的滩地，可以居住的地方，在这里是指膀胱是三焦水液归集、储存的地方。膀胱中的水液要靠气化作用变成小便而排出体外。

膀胱这个储水池储存的大多是废水，是需要排出体外的水。但是废水也可以再回收利用。人体能把废水中的精华部分提取利用，变成自身需要的津液。所以《黄帝内经》中说膀胱是藏津液的地方。这种提取废水中精华的能力就是膀胱的气化能力。我们可以把气化能力理解成抽水机和离心机的动力。肾与膀胱相表里，肾的阳气转化为膀胱的气化能力，也就是转变为膀胱发动"抽水机"和"离心机"的动力，把这个储水池中的水抽出，再离心，清澈的部分重新被人体利用，糟粕的部分就归集到尿液排出。

只有膀胱的气化作用正常，尿液才能正常排出，同时保证人体津液的充足。如果外邪入侵，或者内伤疾病影响了膀胱的气化能力，人就会口干渴，小便少，或小便频而量少。

我国古代医书经典《伤寒论》中就记载了风寒邪气侵犯足太阳膀胱经，影响了膀胱的气化作用，导致"小便不利，微热消渴"及"渴欲饮水，水入即吐"等症状出现。

　　膀胱的气化能力要依赖肾阳的温煦。肾阳不足的人怕冷，腰膝酸软，小便清长，夜尿频多，不爱喝水，或虽然口渴，但喝多了水就不舒服。这就是因为肾阳不足，不能够温煦膀胱，膀胱气化作用受损，不能把储存的水液变成可以利用的津液，所以人体有多少水就排出多少水，小便就频而多。

　　我曾治疗过一个患有遗尿症的六十多岁的老阿姨。遗尿是老年人，特别是老年女性常见的疾病。西医认为，年龄大的人尿道括约肌松弛，尿道口闭合不佳，一遇到咳嗽、大笑、憋气等腹内压增高的情况尿就会漏出来，没有什么好的治疗办法。而中医认为，人年纪大了之后肾气不足，膀胱的气化作用不能发挥出来，才会出现遗尿，因此可以通过补肾益气的方法来治疗。

　　我给老阿姨开了一个外用的方子：用等份的桑螵蛸、杜仲、补骨脂、白豆蔻打成细粉末，用温水调成稀糊状贴在神阙（肚脐）上，盖上纱布，用胶布固定。一周后老阿姨告诉我，以前她到公园转一圈就会不自主地流尿，非用尿不湿不可，而现在出去散步时很少流尿了。并且以前一到冬天，她遗尿的情况就特别严重，但这次贴敷完药后，天气冷的时候也敢到外面去散步了。

　　之所以有这么好的效果，就是因为桑螵蛸、杜仲、补骨脂三种药配合起来可以补肾缩尿止遗。白豆蔻是温脾的药，也是一种香料，放在炖肉里可以增加香味，除去生肉的腥味。补肾的药里面配上白豆蔻不仅可以温暖脾胃，还可以借助白豆蔻芳香辛散的性质促进药物透过皮肤吸收。这位老阿姨用完外贴药后说，不但遗尿好转了，以前每到

251

黎明时分就必须蹲厕所排大便（五更泻）的情况也消失了。

此外，还有一个方法可以治疗老年遗尿，就是用艾条熏灸关元和中极，每穴各灸15分钟，每天1次。这两个穴位都在腹部正中线上，关元在肚脐下2寸，是小肠的募穴；中极在肚脐下4寸，是膀胱的募穴。这两个穴位是相应脏腑的经气输注到腹部的地方，熏灸这两个穴位可以激发小肠和膀胱的经气，调动它们的功能。小肠是主分配物资的，包括分配水液，而膀胱是主气化水液的，这两个腑的功能调动起来了，尿液的排泄就能恢复正常。

另外，每天晚上用热水烫脚，然后搓热脚心，点按足心的涌泉和内踝骨上方的复溜也对治疗遗尿有作用。因为涌泉和复溜是肾经的两个重要穴位，经常点揉这两个穴位有补肾的作用。我的经验是，单纯用点揉穴位的方法治疗遗尿见效比较慢，需要长期坚持，不如与艾灸关元和中极配合一起进行，见效更快。

如果膀胱受了邪气，也会影响气化功能。邪气进入的途径可能是经过足太阳膀胱经，也可能是直接侵害到膀胱腑。西医所说的泌尿系感染，包括尿道炎、膀胱炎、肾盂肾炎等，大多是湿热邪气侵入膀胱腑的结果。

有一次，我在急诊科遇到一个病人，她说不停地想解小便，但每次小便都会觉得非常痛，而且总觉得每次都尿不干净，同时非常容易口渴，饮水量很大，但水喝多了又会觉得恶心。这就是邪气侵犯膀胱经的表现，完全符合《伤寒论》中"渴欲饮水，水入即吐""小便不利"的症状描述。我给这个病人开了《伤寒论》中的方子"五苓散"。她喝完药后告诉我，喝第二次药的时候小便就没那么痛了，喝完两剂药，尿不干净的感觉也没有了。

之后，我建议她用车前草泡水代茶喝。她又连续喝了一周的车前

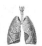

草茶后，之前的不适症状再也没有出现过。

中医药是我国古代劳动人民经过几千年的实践总结出来的智慧，疗效毋庸置疑。它来源于生活，来源于实践，简、便、廉、验，辨证准确则效果立竿见影！

TIPS：

●车前草是清热利尿的草药，在野地里就能挖到这个药，采回来晒干后，当发生泌尿系感染的时候，或男性前列腺炎发作的时候，用干车前草泡水代茶饮，效果非常好。

●金钱草、海金沙、白茅根、玉米须也有治疗泌尿系感染的作用，可以用鲜品煎水喝，也可以用干品泡水喝。

●膀胱炎如果治疗不及时，感染可能逆行到肾盂，引起肾盂肾炎，引发其他并发症，使病情加重。所以发生泌尿系感染时应当及时、规范治疗。

二、此不能久留，输泻者也
——憋尿不是好习惯

在临床上，若病人3天不排大便，医生认为不用着急，但若病人一天不排小便，医生就认为是非常危险的事情。排便和排尿是身体代谢废物排出体外的主要途径，从尿液中排出的代谢废物比从粪便中排出的代谢废物多得多。如果人每天的尿量少于500mL就应该警惕有发生尿毒症的危险。人脱水、失血、肾功能衰竭都会引起尿量减少。

《黄帝内经·五脏别论篇》说到六腑的功能："此受五脏浊气，名曰传化之府，此不能久留，输泻者也。"意思是，六腑的作用是接受五脏代谢后的废物，是用来传导、化生物质的地方，代谢物在六腑里面不能久留，要传输和排泄出去。对于膀胱来说，及时排出尿液非常重要，尿液不能长久储存。

一般来说，人的膀胱最多可以存贮400~500mL尿液，等尿液储存到一定量时，就会由阴部神经传导神经冲动到中枢神经，由中枢神经综合调节，判断可以排尿后，就会发出排尿的指令，再由传出神经把这个指令传导到膀胱，然后膀胱括约肌开放，人就顺利排尿了。

在中医看来，这一切复杂的传导实际上都由膀胱的气化功能完成。三焦将液体归集到膀胱后，由膀胱气化（有肾的参与）将津液中的精华部分再次利用，糟粕部分就开启前阴排泄出去。

无论是从中医还是从西医的角度来分析，尿液都需要及时排泄出去，不能久留在体内。尿毒症就是因为肾功能衰竭，人体不排尿或尿量很少，血液中的毒性物质不能过滤到尿液中排出体外，而堆积在体内，严重时可导致中枢神经损害，甚至造成生命危险。

曾有一则生活新闻报道，一个中年男性因痴迷于打麻将，在麻将桌边连续坐了24个小时，连厕所都不上，结果突然昏迷。牌友把他送到医院，医生诊断为急性尿毒症。这真是打麻将惹的祸啊！

排尿是人体排毒的一大途径，如果不能顺利排尿，毒素就会进入血液，对人体造成危害。因肾功能衰竭导致尿少或无尿的病人，医生尚且要想方设法给其利尿，甚至要进行血液透析，因此肾功能没有问题的人，就千万不要憋尿而害了自己。

坐过长途火车的人都知道，如果火车上特别拥挤，人就会故意憋尿。憋尿的结果就是让人不想吃饭也不想喝水，头昏脑胀。因为膀胱不排尿，三焦的通路被堵，人就没有食欲也没有饮水的欲望，这样对身体非常不好。如果火车运行时间超过24个小时，难道人就一直憋着吗？这该有多少毒素被吸收啊！所以不管火车多么拥挤，总要想办法上厕所。

小儿如果没有得到比较正确的关于排尿的教育，也会不知道怎么排尿，不知道何时应该去排尿。

一个4岁的小儿，曾经在幼儿园午睡时尿床，遭到了老师的责骂和其他小朋友的嘲笑，从此他就对排尿这个行为产生了阴影，在正常该排尿的时间，因怕尿湿裤子又被嘲笑，就经常憋尿；而到了睡觉的时候，才明显感觉想排尿，可是又不敢尿在床上，于是就努力让自己睡着，以为睡着了就不会尿出来，没想到睡着了反而尿了一床。家长觉得小儿总是尿床，以为是病。医生告诉家长，如果小儿睡下后比较躁动，可以把他叫起来如厕。家长这样领小儿去小便几次后，小儿才知道原来睡觉时也是可以再起床小便的，不用憋尿。于是往后再想小便时，他就知道自己起床去厕所小便，而不再尿在床上。

所以对小儿一定要有正确的教育，要理解小儿的心理。如果因为小儿尿床就责骂他们，会让他们以为，人一旦睡觉就禁止小便，即使有尿也要憋住，但最终他们还是会因为憋不住而尿床。如果对小儿进行正确的引导，他们就能知道在什么时间、什么地点可以小便，什么时间和地点不能小便，也就不会尿床了，更用不着吃药。

《黄帝内经》中还说道："六腑者，传化物而不藏，故实而不能满也。"就是说，不能让六腑太满，因为六腑内充满的都是代谢废物，应该时时传导出去。要想让六腑保持正常的生理功能，就应该让它通畅。所以无论是什么情况，有尿意时就应该去排尿。

TIPS：

●尿量减少时，首先要看是不是饮水量不足。尤其是在夏季，人体出汗多，饮水不足可能导致尿少。如果饮水充足仍然尿少，就要检查一下肾功能是否正常。

●青春期的少年可能为了性快感而憋尿，这时就需要家长给予正确的性教育和引导，不能一味责罚。

三、膀胱不利为癃，不约为遗溺
——中医的妙招可让小便畅通无阻

排尿和排便是人体排毒的两大通道，哪一个通道出问题人都会倍感痛苦。

《黄帝内经·宣明五气篇》说道："膀胱不利为癃，不约为遗溺。"就是说，膀胱的气化功能失调的时候，人就会小便点滴不通、淋漓不尽（癃），膀胱失去约束的时候，人就会小便不自主流出来（遗溺）。

在中医看来，癃主要与湿热邪毒入侵膀胱，三焦不畅相关联。西医学则认为该病与泌尿系感染、前列腺炎、老年前列腺肥大、腹腔手术后的并发症有关，还与因疾病需要卧床但不习惯在床上排尿有关。小儿和老年人遗溺多与肾气不足、膀胱气化不利有关，前阴开启和闭合的功能不全，尿就不自主地流下来。现代医学认为遗溺是因为小儿神经系统发育不全，排尿反射差所致，或因老年人尿道括约肌松弛，腹内压增高所致。

不管是哪一种情况造成的小便不通畅，不管是癃还是遗溺，当事人都会很难受。中医治疗泌尿系感染的疗效较西医治疗好，不但能够清利湿热邪毒（抗感染），还能够恢复膀胱的气化功能。

在日常生活中泌尿系感染的人可常喝中草药泡的茶，如车前草、金钱草、白茅根、灯芯草中的一种或几种，用沸水泡或沸水煮开晾凉后代茶饮。如果发生尿血，除了喝草药茶之外，每天用温开水送服2g

三七粉，上下午各1次，有止血而不留瘀的作用。这样的食疗无毒无害，不但对尿道炎、膀胱炎有效，而且对前列腺炎和前列腺肥大也有一定的疗效。但如果连吃3天，症状一点都没有减轻，则应该到医院治疗。

值得注意的是，与其等发生了泌尿系感染再去治疗，不如提前预防感染。女性由于尿道比男性短，所以更容易发生感染，因此内衣裤要跟其他衣物分开洗，穿短裙时不要坐在不干净的凳子上或地上，每天一次或隔天一次用清水清洗外阴。不管男性女性，都要洁身自好。

此外，病人排不出尿也可能是心理因素造成的。比如生病了需要卧床一段时间但不习惯在床上排尿，即便膀胱胀大，也可能排不出尿。这时可尝试以下方法：请出病房中的其他人，只留一个最亲近的人帮病人把好尿壶或尿盆，然后将一个热水袋敷在病人的小腹（注意别烫伤），同时从高处往盆里倒水，制造出流水的声音，一般病人会在这样的诱导下排出尿来。这样排过一次尿后，病人以后再排尿就不费劲了。

很多做完腹部手术的人都排不出尿，这是常见的手术并发症，西医一般会给病人导尿，但留置尿管的时间太长反而容易造成泌尿系感染。民间有一个验方：用500g鲜青蒿捣成汁，取一部分涂在病人的肚脐周围，直径大约7厘米，盖上保鲜膜，用胶布固定，一般2个小时内病人就能排出尿来。还有一个方法是：切一片圆形的生姜片，覆盖在神阙（肚脐）上，点燃艾条熏灸神阙，灸20分钟，一般灸完病人就能排出尿来。

治疗小儿和老人遗尿的方法，除了前面介绍过的中药粉外敷神阙外，还可以进行补肾、缩尿食疗。民间的一个验方是：一碗圆粒糯米、小半碗黄豆、小半碗红豆、小半碗小枣，用水泡发，将一个猪小肚（猪的膀胱）洗净，填塞入糯米、黄豆、红豆，再把猪小肚和小枣放入锅里，加几片生姜、几粒胡椒、适量食盐、适量水，炖6个小时，然后喝汤，吃猪小肚和里面的料。一周吃1~2次。

《黄帝内经》上说过："形不足者，温之以气；精不足者，补之以味。"小儿和老人遗尿大多是因为肾气和肾精不足，所以要用厚味的食疗去补养。俗话说"吃啥补啥"，食用猪膀胱有一定的补益膀胱的气化功能的作用。

Tips：

●发生泌尿系感染后，应当多饮水，或用车前草、金钱草等煎水代茶饮用，用大量的尿液来冲刷膀胱，维持膀胱的清洁。

●如果发生泌尿系感染后，不喜饮水，或者饮水后有恶心呕吐的症状，这是膀胱气化不利的表现，需要用中药综合治疗。

●除了吃猪膀胱（猪小肚）食疗外，吃猪肾（猪腰子）也有补益膀胱的作用。

四、伤寒一日，巨阳受之，故头项痛，腰脊强
——足太阳膀胱经是抵抗邪气的第一道防线

很多人都有过这样的经历，在外面吹了风，只要觉得后背发凉，就一定会感冒。而感冒后就会觉得头痛、脖子到肩背部发僵、发紧，腰痛，浑身不舒服。这就是足太阳膀胱经受了风寒邪气的表现。

《黄帝内经·热论篇》说道："伤寒一日，巨阳受之，故头项痛，腰脊强。""巨阳"就是太阳，这里指足太阳膀胱经。膀胱经分布在人体的头后部、后颈部、后背两侧，分布范围覆盖了整个后背，再经过臀部沿着腿的后面到达脚跟，最后终止在小足趾外侧，可见这一条经络有多么长。

为什么叫太阳经呢？太阳就是"大"阳，是阳气最多的一条经络。正因为足太阳膀胱经分布在后背，所以人的后背阳气很足，人才会在吹风的时候下意识地把后背对着风吹来的方向，就是为了让后背的阳气去抵御风寒。可是人有个体差异，有的人阳气足一些，后背吹了风不会生病，有的人阳气弱一些，后背抵御不了风寒邪气，就会生病。

"伤寒一日，巨阳受之"就是说足太阳膀胱经是抵抗邪气的第一道防线，风寒邪气侵袭人体，首先侵犯膀胱经，阳气挡不住邪气了人就会出现头痛，脖子到肩背部发僵、发紧，腰痛（头、后颈部、肩背部、腰都是膀胱经循行的部位）。古代医书经典《伤寒论》中也说到了风寒邪气首先侵犯的就是太阳经，表现为恶寒、头项强痛。

所以当感冒刚刚发生时，就对足太阳膀胱经施加治疗，就能把邪气赶出去。第一种赶走邪气的方法是刮痧。如果天气冷，不便脱衣，则只需在后颈部刮痧即可，在膀胱经循行的部位和督脉风府到大椎的部位进行刮痧，肯定能出鲜红色的痧；如果天气暖和，最好在整个后背进行刮痧，重点刮膀胱经的两条侧线。刮出痧后，病人往往会觉得出了一身汗，就不那么怕冷了，头和肩背部也不发僵、发紧了，这时感冒就好了一半。然后再喝一碗热热的葱姜汤，感冒基本就能全好。

　　第二种赶走邪气的方法是拔罐。可以用传统的罐，也可以用抽气真空罐。大椎和膀胱经的大杼、风门、肺俞、厥阴俞几个穴位有祛风邪的作用。拔罐可以和刮痧配合进行，先刮痧，后拔罐，拔罐后再喝一碗热的葱姜汤，效果非常好。

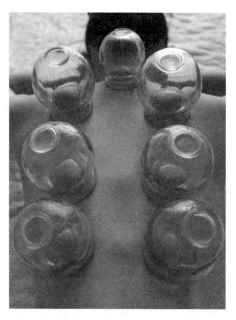

　　第三种赶走邪气的方法是点穴。感冒后头痛、鼻塞、流涕不止，最有效的方法就是点揉膀胱经的飞扬。飞扬在小腿肚正中点向外下方1寸的位置。点按这个穴位时人会感到非常痛且胀，胀感似乎从小腿一直传达到头部。点揉飞扬2～3分钟后鼻塞就能立刻好转，然后再点头后部的风池和面部的迎香，效果更好。

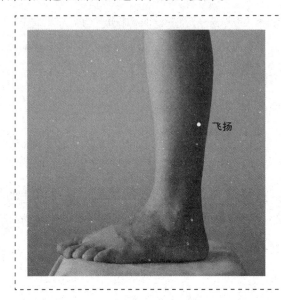

●飞扬在小腿肚正中点向外下方1寸的位置。

刮痧、拔罐、点穴这几个方法可以自己操作或请家里人帮助操作，可以一起进行也可根据手头工具或病人的接受程度选择一种或两种进行。对疼痛敏感、非常怕痛的人，建议选用刮痧和拔罐，这两种方法基本上不引起痛感，而且效果很好，越是新发的感冒效果越好。

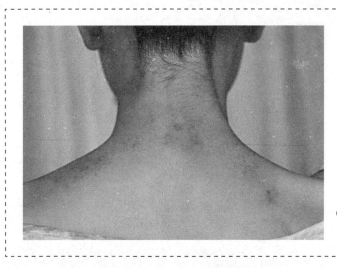

●在后颈部进行刮痧。

在足太阳膀胱经上刮痧、拔罐、点穴，不但对感受风寒或者风热邪气引起的感冒有效，对感受湿热、暑气引起的一系列疾病也有效。因为足太阳膀胱经是抵抗邪气的第一道防线，任何病邪都要经过足太阳膀胱经侵入人体，所以疏通这一条经络有利于驱散邪气。《黄帝内经·皮部论篇》说道："百病之始生也，必先客于皮毛，邪中之则腠理开，开则入客于络脉，留而不去，传入于经，留而不去，传入于腑。"就是告诉我们疾病的传变顺序是先在表，最后在里。因为足太阳膀胱经主一身之表，所以邪气先侵犯膀胱经。

如果人体内湿气重，或者感受了暑气，就容易头昏、头沉重、食欲不振、四肢困重，整个人懒洋洋的，这时在背部膀胱经上刮痧，再沿着膀胱经拔罐，就能祛除湿气或暑邪，恢复精神。拔罐时一般沿着脊柱两侧，从上到下排两列罐子就行，不用拘泥于非要找标准穴位。因为膀胱经上有各个脏腑的背腧穴，所以只要拔罐的位置在膀胱经上就不会错，一定能在相应的脏腑上拔出紫红色或黑紫色的痧。

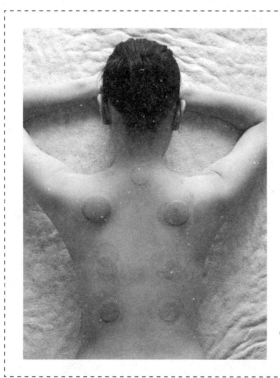

●在背部膀胱经进行拔罐。

需要注意的是，刮痧和拔罐最好隔1天或隔2天一次，一般1～2次就能痊愈，治疗后当天不要洗澡。

我曾治疗过一个感冒后咳嗽的病人。她受风后先是打喷嚏，然后发烧，到社区医院静脉滴注抗生素后烧退了，但是一直没有精神，头昏昏沉沉的，甚至咳嗽不止。我在她的后颈部和后背刮痧，又在其膀胱经的风门、肺俞、厥阴俞、魄户、膏肓几个穴位上拔罐，拔出紫红色的罐印子。拔完后她感觉舒服多了，嗓子也不痒了，咳嗽也缓解了。我嘱咐她当天晚上不要洗澡。第二天她告诉我，咳嗽好了，而且睡眠也好转了。

膀胱经为什么有这么好的治疗作用呢？因为膀胱是负责排泄小便的腑，排小便就是排毒，膀胱的经络也有排毒的作用。此外，五脏六腑都在膀胱经上有相应的腧穴，也就是说膀胱这个储水池连着五脏六腑排泄污水的通道。所以疏通了膀胱经，就可以激发五脏六腑的正气，一齐抵抗外界的邪气。

TIPS：

●目前，现代医学主张急性上呼吸道感染不使用抗生素治疗，西方国家会让这类患者服用处方维生素C，嘱其休息。而中国传统医学使用一些祛散足太阳膀胱经风邪的中药或者理疗，起效更快。

●一般刮痧和拔罐后2小时内不宜洗澡，否则毛孔张开，湿邪易侵入皮肤。

●喝姜汤或者葱姜汤可以发散风寒，但对于风热感冒、热象（如发热、牙龈肿、咽痛、扁桃体肿、流脓鼻涕、咯黄黏痰）明显的人则不适宜，反而容易引起咽喉肿痛。

五、足太阳脉令人腰痛，引项脊尻背如重状
——大多数腰痛可以通过膀胱经去治疗

某一天，我一个朋友腰痛犯了，无法弯腰，久坐和久站腰都疼得厉害，连站在灶台边上做饭都不行，问我怎么办。

听她说得这样痛苦，我赶紧到她家里，见她十分难受，就问她何时开始腰痛。她说，在家照顾小孩时经常需要弯腰，后又因出门吹了风，便开始腰痛发作。我判断她是腰肌劳累损伤，加上受风后邪气阻滞在足太阳膀胱经所致的腰痛。因为腰痛发作的时间还比较短，因此只要在足太阳膀胱经上推拿就能够解决问题。

我请她趴下，沿着背部足太阳膀胱经的循行方向从上到下按揉了几遍，又重点点揉了她的肾俞、膀胱俞及腿部的委中。按到委中时她发出"啊"的一声，说痛极了，可是为了达到治疗效果还是咬牙忍着。按摩进行了大约30分钟，我再请她站起来时，她前后左右活动了一次腰部，说好多了，而且弯腰时也不痛了。

《黄帝内经·刺腰痛篇》说道："足太阳脉令人腰痛，引项脊尻背如重状，刺其郄中太阳正经出血……"就是说，邪气积聚在足太阳膀胱经会使人腰痛，而且疼痛感会牵扯到后颈部、后背、臀部，这时只需在膀胱经的委中针刺放血，疼痛就会缓解。

委中是膀胱经上一个重要的穴位，位置在腘窝中，股二头肌肌腱

与半腱肌肌腱的中间。这个穴位对治疗腰痛有很好的作用。可以说，凡是腰痛必然要用到委中。这个穴位可以用针刺，可以放血，也可以点揉。腰椎间盘突出的患者在点到委中时会感到非常痛。平时坐着的时候，就可以自己用拇指点揉腘窝中的委中，对腰有好处。当急性腰扭伤，腰痛严重时，针刺委中并拔火罐，吸出恶血，同时在腰部最疼痛的地方拔罐，腰痛立刻就能减轻。

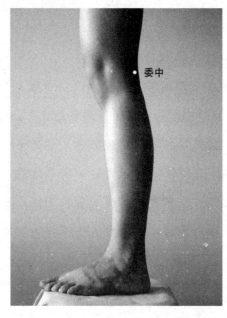

足太阳膀胱经为什么对腰痛有那么好的治疗效果呢？一来腰痛大多数是由于风寒湿气（或湿热邪气、瘀血）痹阻在经络之中引起，可以通过膀胱经的排泄作用将这些病理因素排出去。二来腰痛的时间长了，大多会影响到肾。正如《黄帝内经·脉要精微论篇》说道："腰者，肾之府，转摇不能，肾将惫矣。"通过刺激膀胱经上的肾俞，就可以激发肾的功能，进而强肾、强腰。

疏通膀胱经可以用推拿的方法，沿着膀胱经的走向从上到下按揉，重点点按肾俞、膀胱俞、委中等穴位，以及局部疼痛明显的部位。还可以用刮痧和拔罐的方法，先在后背部进行刮痧，刮痧不局限于腰部，而是把整条膀胱经从上到下刮一遍，因为疏通了整条经络才有利于邪气排出。然后沿着膀胱经两侧拔罐，可以用传统的火罐，也可以用抽气真空罐，重点拔在肾俞上，另外委中也一定要拔。理疗师一般习惯用传统的点火式的火罐给人治疗，因为可以走罐，这样有助于加强疏通经络的作用。此外，重点在肾俞、膀胱俞、委中上扎针，以及熏灸肾俞，还可以温补肾气。

风寒湿气入侵经络造成的腰痛还可以用盐袋热敷。风寒湿痹造成的腰痛的特点是腰痛怕风，怕冷，遇到阴雨天就加重。盐袋的制作方法是：先准备一个布包，以稍厚、柔软的布料为宜；用1斤粗盐和1两花椒混合炒热，装进布包里，热敷腰部。这个方法不但对腰痛有效，对颈肩痛、膝盖痛和足跟痛也有效，热敷相应的部位即可。如果推拿和盐袋热敷结合进行，效果会更加显著。

如果没有助手也不想寻求医生，想要自己给自己治疗腰痛，那么应该怎么办呢？这里给大家介绍三步法：

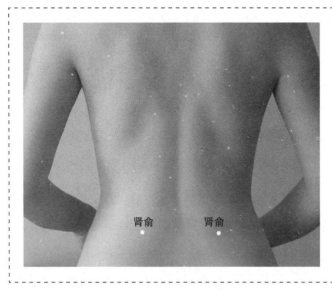

肾俞　肾俞

●肾俞在腰部，第二腰椎棘突下旁开1.5寸。

第一步，点穴。先点揉委中和肾俞。一般取坐位，用拇指点揉委中穴1～2分钟，再直起腰用拳头的棱顶住肾俞揉1～2分钟，如此重复

2~3组。

第二步，靠墙。找一个有凸出棱角的墙角，将背部膀胱经的位置对准墙角，用适当的力度往后靠，以自觉有酸痛感为度，先撞击膀胱经的左侧线，再撞击膀胱经的右侧线。这是用撞击的方法自我按摩，以激发膀胱经的经气。这种方法不但不会让人痛得难受，反而让人感到很舒服。

第三步，热敷。方法就如前面介绍的盐袋热敷的方法。

三步法一般每天一次或隔天进行一次，连续10次为一个疗程。一般慢性腰痛的病人一个疗程就能明显缓解，然后休息一段时间后接着做第二疗程。凡是腰肌劳损、腰椎间盘突出症、腰椎间盘滑脱等慢性腰痛，用此方法都能见效。但因腰椎结核造成的腰痛则不建议用此方法。

三步法非常简单，不用医生，不用助手就能自己完成，还在受着腰痛疾患困扰的朋友们赶紧试一试吧！

TIPS：

●以背靠墙时，不要太用力，利用身体重量向后倾倒就行。同时注意不要撞击到头部，也不要选择靠门檐，因为门移动时人很容易摔倒。

●委中是治疗腰痛的特效穴，所谓"腰背委中求"。腰痛时在委中穴上点揉、刺络放血、刮痧、拔罐，都有治疗作用。

●对于不明原因的腰痛，建议先进行腰椎 *MRI* 检查，以排除腰椎骨折、腰椎结核、腰椎肿瘤，或者其他部位的肿瘤骨转移引起的腰痛。

六、久立伤骨，久行伤筋
——过度运动和劳动不是养生，而是对肾和膀胱的损伤

长久的静坐、用眼、用脑，缺乏体育运动，不利于身体的气血循环，也不利于人体新陈代谢，所以有规律的体力活动非常有必要。特别是以脑力劳动为主的上班族和久坐听课的学生，最好每天固定抽出时间，选择一项自己喜欢的运动进行锻炼。

有人问过我，为什么总是劝别人去参加体育锻炼？有的人不锻炼，身体也很壮实；而有的经常锻炼的人反而有这样那样的问题。国家队的运动员，没有一个身体真正好的，他们经常受伤。

我告诉他们，完全不参加体育锻炼绝对不利于身体健康！但凡事都有度，过犹不及。过度的运动造成运动损伤也不利于身体健康。国家队的运动员们不是出于锻炼养生的目的去训练和运动，而是为了集体的荣誉去奋斗和拼搏。他们都必须经过高强度的训练，用汗水和泪水去换得胜利的奖杯。这不是养生，而是为了国家献身。过度的运动不是促进气血循环，而是对气血的消耗。

《黄帝内经·宣明五气篇》说道："久立伤骨，久行伤筋。"就是说，站立久了会损伤到骨骼，行走（包括跑步、攀爬）久了会损伤筋脉。这也说明了过度的运动对人体有损伤。

大家可能有这样的体会，如果长时间站立就总会觉得想小便，以往就有遗尿毛病的中老年人如果站久了还可能不自主地流尿。这就是

因为"久立伤骨"。骨是由肾所主,《黄帝内经·痹论篇》提道:"骨痹不已,内舍于肾。"就是说,骨的病症会向内传递到肾。肾气不足了,膀胱的气化功能失利,不能把水液气化成有用的津液,就会有多少水排多少水,人就总想小便,甚至不自主地流尿。

前面说到过足太阳膀胱经的病症会令人腰痛。腰痛的人肯定有这样的经历,在疼痛厉害时,站久了会加剧疼痛,坐久了也会加剧疼痛,恨不得整天躺在床上,而交替地站一会儿,再坐一会儿,再出去走动走动,疼痛反而能稍有缓解。这是因为躺着的时候,腰肌不受力,腰椎也没有压力,这时候腰痛能最大限度地缓解。站立时间稍长一点,腰椎受力就多,坐的时间稍长一点,腰大肌受力就多,所以人就更加难受。所以一贯腰痛的人,尤其不能运动过度,不能久站,也不能久坐;如果坐的话要坐沙发或者带靠背的椅子,腰悬空的部位要垫上靠垫,这样就会舒服很多。当然,如果要进一步治疗腰痛,就要进行刮痧、拔罐、推拿治疗,或者按照前面说的三步法自行理疗。

《黄帝内经·痿论篇》还说道:"有所远行劳倦,逢大热而渴,渴则阳气内伐,内伐则热舍于肾。"就是说,过度的行走(包括跑步和攀爬)后,人体又热又渴,身体的阴液过度消耗,亢胜的阳气就会造成危害,邪热就会停留在肾。《黄帝内经·痿论篇》中又说到邪热停留在肾的危害:"骨枯而髓虚,故足不任身,发为骨痿。"也就是双脚完全下不了地,人就痿瘫了。

这种运动损害的后果是慢性的积累,缓慢发作。有的人年轻时自认为身体很好,挑一百多斤的担子都完全没问题,在大暑天走几十公里路也不在意,却在年龄增长到一定的时候突然瘫痪了,只能卧床,自己和家人都很难过。这就是因为运动和劳动过度,消耗了自身的阴液,邪热停留在肾,日积月累,肾虚了自然骨枯髓虚,且膀胱和魄门的开合也失去控制,人就瘫痪在床,并且遗屎、遗尿。

我认识的一个六十多岁的老干部就说到，当年他响应党的号召到艰苦的山区去，跟工人们一起挖井、挑土，干非常重的体力活。当时自认为年轻身体好，没有注意保护自己，也没有想到什么劳动损伤，可到了四十多岁就患上了遗尿的毛病，非得用尿不湿不行，弄得自己非常尴尬。这就是因为过劳伤肾，肾气不足，膀胱气化功能失利的例子。

运动跟劳动一样，如果过度了就会损伤到身体。大家都知道，著名的拳王阿里退役后患上了严重的帕金森症，双手和头会不自主地颤动不停，最后只能坐轮椅。按理说拳王经常锻炼，肌肉那么发达，身体应该很好，怎么会得这样的病呢？其实《黄帝内经》中早就说了，过度劳累，大热大渴，阴液消耗，邪热会停留在肾，而肝和肾又是紧密关联的，邪热使肝肾阴虚，身体里就有虚风内动，造成手和头不自主地颤动（中医认为一切不自主的颤动都属于风的危害）。

因此，我们要选择最适合自身，能够长期坚持的一项运动，有规律地、适量地进行锻炼，循序渐进。最好每天运动1~2个小时，而不要把一周的运动量都集中到周六或周日一天去完成。年轻人运动的时间可以长一点，老年人可以短一点。运动过程中要注意防晒，注意补充水分。

TIPS：

●儿童、老年人应以有氧运动为主，循序渐进，中青年人可以辅助无氧增肌的运动。

●除游泳外，大部分运动可能对膝关节造成损伤，所以运动前要充分拉伸和做好准备活动。

●大运动量后1个小时内最好不要着急进食，因为此时血液供应全在骨骼肌，而不能有效供应胃肠道平滑肌，且此时交感神经仍处于兴奋状态，不利于食物消化。

七、虚邪贼风，避之有时

——要有意识地避开有致病性质的风

前面说过了，足太阳膀胱经是我们身体抵抗邪气的第一道防线。任何外来的邪气要侵犯人体，第一个侵犯的就是膀胱经。大家一定有过这样的经历，不管天气多么冷，如果后背很暖和人就不会感冒；可是如果感到后背发凉，往往人就要感冒。坐在电脑前时间长了，首先不舒服的就是颈部、肩部膀胱经循行的部位，这些部位会发紧、发酸、发僵。

后背、颈部、肩部都是我们要防护的部位。如果我们把膀胱经保护好了，就相当于在身体的第一道防线增加了兵力，严密防守，自然邪气就难以入侵。

《黄帝内经·上古天真论篇》介绍了这样的养生之道："虚邪贼风，避之有时。"就是说，要有意识地避开带有致病性质的风。

风有好的风，比如四月的春风，温暖和煦，吹拂在脸上令人心情愉悦；风也有不好的风，比如腊月的西北风，凛冽刺骨，吹在人身上令人瑟瑟发抖。好的风是我们可以欣然接受的，坏的风是我们要避开的。古人所说的"贼风"，一是指不应时令的风，比如四月该吹东风却吹起了北风，七月该吹南风却吹起了西风，这样的风就是不应时令的风，是异常的风；二是指不从正道吹进来的风，比如从门缝里、窗户缝里、小洞里吹来的风。风本来是自然界的正常气象表现，"贼风"却有致病性质，我们必须要有意识地避开。

有一个病人，他坐公交车到亲戚家去，由于车窗开了个小缝，他一路上都吹着从小缝吹进来的风，等到了亲戚家忽然发现嘴歪了，漱口时水不自觉地从嘴角流出来。这时他才知道面瘫了。面瘫的原因呢？就是吹了一路的"贼风"。

还有一个中年男士，身体很壮，非常怕热，夏天非吹空调不可。有一次他在家里打地铺睡觉，睡觉的地方正好在空调的送风口下面，等第二天起来发现脸歪向一边，漱口时嘴漏水，才知道面瘫了。面瘫的原因呢？就是吹了一夜的"贼风"，导致腠理受邪，邪气传入到络脉，经络阻塞了。

所以大家平时一定要注意避风。一是不要坐在开着小缝的窗户前面，如果为了凉爽，还不如把窗户全打开，让风堂堂正正地吹进来。敞开吹的风不容易致病，从小缝里吹进来的风反而容易致病。

二是不要贪凉吹空调。在天气正当炎热的时候，机体本来正应当排汗泄热，如果从户外突然走进冷飕飕的空调室内，玄府（汗孔）突然闭塞，本该随汗而出的湿气和热气就会突然收回体内，郁滞在经络中，从而导致人生病。如果座位或卧位正好在空调送风的地方，冷风直吹，也容易使人致病。所以夏天不太热的时候最好不要吹空调，如果一定要开空调，室温要控制在25℃~26℃。如果风口对着人吹，不管当时觉得多么凉爽多么舒服，都应当及时避开，因为吹久了人肯定容易生病，或者把空调口的风向调整一下。

三是在刮大风的时候尽可能不要出门，尤其是在冬春或秋冬等季节交替之时，此时刮的风大多是不应时令的风，带有致病的性质，这时候出门最容易受风生病。如果有事情非得出门，则一定要注意保暖。有许多爱美的女士，明明天气还没有暖和，就过早地穿上了裙子或单裤，碰上刮风时就冷得瑟瑟发抖，一回家就生病，这又是何苦呢？

四是穿衣要注意固护背部，尤其是老年人。老年人体表的卫气不足，因此要特别固护背部膀胱经，可以多穿一件毛背心或棉坎肩。当遇到风从后背吹过来时，最好找地方先避一下，等风停了或风小了再行路。

肾属脏，膀胱属腑，肾与膀胱相表里。固护肾气也可以加固膀胱经对体表的防护，保护膀胱经不受邪气的侵袭。有一个很好的固护肾气的方法是：每晚睡前站立在阳台或面向窗户的地方，两脚分开与肩同宽，两手掌放在后背腰部，大致上以手掌心的劳宫对着肾俞，目微微闭，意念放在肾俞的位置，不要想杂事，思绪澄清，此时吸气，深吸气的同时暗暗想，气从两脚底吸上来，汇聚到肾俞，这时自己有意识地感觉让后腰鼓起来，然后呼气，深呼气的同时暗暗想，随着呼气带走了身体里的浊气。这是固肾气、强腰的导引法，长期做有养肾、长寿、治腰痛的作用，还可以加固膀胱经对体表的防护力。长期做这种呼吸导引的人不容易感冒。

同样是出门吹风，有的人体质强，即使受了风也不生病，有的人体质弱，稍微吹一点风就出现感冒症状。这就应了《黄帝内经·经脉别论篇》中说到的"勇者气行则已，怯者则着而为病也"。这里的"勇"和"怯"不是指性格、意志的勇敢和怯弱，而是指体质的强弱。

受邪气后，体质强、正气足的人通过气血的运行就把邪气驱除出体外，而体质差、正气虚的人，邪气无法被驱除出体外而留在体内，最终致人生病。所以要想膀胱经不受邪，一是要有意识地避开邪气，二是要增强体质，把自己从"怯者"变成"勇者"。

TIPS：

●冷风小面积地对着面部吹，容易造成面神经炎，或者造成局部组织肿胀，压迫面神经，引起面瘫。

●受风后易鼻塞、流涕、打喷嚏的人，可以取10g羌活、10g白芷、10g防风，磨成粉末，装在小布袋里，佩戴在身上，当鼻塞、流涕时拿出来放在鼻部附近，有疏通鼻窍的作用。